Rutuja Bhourkar
Ashwin Aidasani
Vivek Choukse

Terapia de extração parcial: uma nova técnica

Rutuja Bhourkar
Ashwin Aidasani
Vivek Choukse

Terapia de extração parcial: uma nova técnica

ScienciaScripts

Imprint
Any brand names and product names mentioned in this book are subject to trademark, brand or patent protection and are trademarks or registered trademarks of their respective holders. The use of brand names, product names, common names, trade names, product descriptions etc. even without a particular marking in this work is in no way to be construed to mean that such names may be regarded as unrestricted in respect of trademark and brand protection legislation and could thus be used by anyone.

Cover image: www.ingimage.com

This book is a translation from the original published under ISBN 978-620-7-99502-8.

Publisher:
Sciencia Scripts
is a trademark of
Dodo Books Indian Ocean Ltd. and OmniScriptum S.R.L publishing group

120 High Road, East Finchley, London, N2 9ED, United Kingdom
Str. Armeneasca 28/1, office 1, Chisinau MD-2012, Republic of Moldova, Europe
Printed at: see last page
ISBN: 978-620-7-97241-8

Índice

Lista de abreviaturas

Abbreviations	Full Form
BB-PDL complex	Bundle bone–Periodontal ligament complex
CBCT	Cone beam computed tomography
GBR	Guided bone regeneration
GTR	Guided tissue regeneration
ISQ	Implant stability quotient
PES	Pink esthetics core
PET	Partial extraction therapy
PPD	Probing pocket depth
PS	Pontic shield
RCT	Randomized controlled trial
RST	Root submergence technique
RMT	Root membrane technique
SST	Socket shield technique

INTRODUÇÃO

Podem ser observadas muitas alterações dimensionais no contorno do osso alveolar após a extração dentária. É referido que, no prazo de 6 meses após a extração do dente, o osso alveolar sofre uma reabsorção de aproximadamente 3-4 mm nas direcções vestibular-lingual e coronal-apical[1.] A redução do alvéolo de extração parece afetar mais a altura do rebordo vertical bucal do que a lingual[2] , uma vez que o osso bucal à volta dos dentes é relativamente mais fino do que o do lado palatino, e a reabsorção do osso bucal é mais óbvia[3] , o que compromete a restauração dos dentes, especialmente na zona estética anterior.

Existem quatro factores relacionados com a reabsorção do osso alveolar após a extração dentária: trauma cirúrgico, perda do periodonto e do osso do feixe, atrofia por desuso e gene[4] . A raiz submersa da qual a coroa é removida pode manter o osso alveolar[5] . A formação de novo osso é encontrada na superfície de fratura da raiz submersa[6,7] .

As alterações do rebordo alveolar após a extração dentária parecem estar relacionadas com a perda do ligamento periodontal (PDL)[2] . Um PDL saudável é fundamental para manter a forma e o perfil do rebordo alveolar[7] . A perda de tecido ósseo nas dimensões vertical e horizontal leva a grandes desafios para a colocação bem sucedida de implantes dentários e afecta negativamente o resultado estético, o posicionamento do implante e a osteointegração. Isto é ainda mais crítico nas regiões anteriores, onde estas alterações influenciam diretamente os resultados estéticos[8] .

Várias técnicas cirúrgicas têm sido propostas e investigadas para tentar limitar a reabsorção óssea fisiológica que se segue à extração dentária na região anterior. Algumas destas técnicas são a preservação do alvéolo, enxertos de tecidos moles, colocação de implantes diretamente após a extração (implantes imediatos), posicionamento do implante na parede palatina/lingual, preservando o contacto com a parede vestibular, realização da cirurgia através da técnica flapless para manter a vascularização, e regeneração óssea guiada (ROG) com membranas e/ou com materiais de enxerto. Embora estas técnicas funcionem até certo ponto, não são de modo algum ideais e nenhuma demonstrou eliminar completamente o desafio da reabsorção da tábua bucal após a extração de dentes[8] .

A colocação imediata de implantes, que foi descrita no passado como um método de preservação do rebordo alveolar, apresenta excelentes resultados de sobrevivência, mas não parece afetar esta reação biológica de reabsorção óssea[2,9] .

Existe a possibilidade de danos no osso bucal durante a extração imediata e a colocação de implantes. Por conseguinte, foram sugeridas algumas modificações à colocação imediata de implantes. Entre elas, um dos métodos mais recentes é a técnica de proteção do alvéolo (SST). Hürzeler et al. (2010)[10] depois de constatarem os excelentes resultados da preservação do rebordo com a decoração do dente anquilosado observados pela primeira vez por Malmgren et al.[11] e a osseointegração de implantes em contacto com fragmentos de dentes anquilosados[12] , bem como outros ensaios clínicos e em animais, desenvolveram a técnica do escudo do alvéolo. O escudo do alvéolo é uma técnica em que a parte vestibular da raiz de um dente irremediável destinado à extração é preservada intacta in situ com a parte vestibular do osso alveolar, a fim de evitar as alterações dimensionais pronunciadas pós-extração que normalmente ocorreriam e obter um resultado mais estético. Esta técnica é sempre combinada com a colocação de um implante imediato na parte lingual do alvéolo

Siormpas referiu-se a esta técnica como a "membrana radicular"[13] . Esta técnica retém a raiz vestibular após a extração, preservando a vascularização periodontal, o osso do feixe de cemento e o osso vestibular e impedindo a remodelação óssea indesejada. Assim, pode reduzir a reabsorção do alvéolo e ajudar a evitar o enxerto de tecidos moles ou duros.

Por isso, esta abordagem cirúrgica visa minimizar os efeitos estéticos da remodelação óssea, mantendo parte do ligamento periodontal justaposto ao fragmento radicular. A SST está indicada para os dentes das áreas estéticas, principalmente maxilares anteriores, que não podem ser restaurados devido a fratura da coroa ou cáries destrutivas na região cervical. Um ou vários dentes anteriores podem ser tratados com SST juntamente com a colocação imediata de implantes. A SST também pode ser efectuada na região posterior, juntamente com a colocação imediata de implantes. A SST pode ser efectuada em casos em que se suspeite de perda do rebordo facial pós-extração, numa tentativa de manter o rebordo alveolar. Em casos com implantes adjacentes, a papila interdentária pode ser preservada através da SST[14] .

A preservação da morfologia dos tecidos moles e do volume ósseo é considerada da maior importância para alcançar um resultado altamente estético, especialmente em implantes imediatos. Por conseguinte, é fundamental avaliar o tecido mole peri-implantar após o implante imediato utilizando a técnica de proteção do alvéolo. Isto pode ser conseguido através da avaliação dos parâmetros dos tecidos moles

Evolução do PET

Quadro 1: Evolução do PET

Ano	Autor	Técnica
1950s	Gluckman et al	Terapia de extração parcial
2007	Salama et al	Técnica de submersão das raízes (RST)
2010	Hürzeler et al	Técnica de proteção de tomadas
2013	Kan et al	Técnica de proteção do encaixe proximal
2014	Siormpas et al	Técnica da membrana radicular
2014	Glocker et al	Técnica de proteção da tomada modificada
2016	Gluckman et al	Técnica de proteção dos pônticos
2018	Schwimmer et al	Técnica de proteção de soquetes em locais de molares

A linha do tempo descreve a evolução da terapia de extração parcial

Fillipi 2001: Coroação do dente para preservação do rebordo antes da colocação de implantes

Salama et al 2007: Submersão das raízes

Davarpanah 2009: Implante não convencional

Hurzeler et al 2010: Estudo em animais: prova de princípio com EMD

Baumer 2013: Estudo histológico em animais: sem EMD

Kan et al: 2013: Escudo Proximal

Glocker 2014: SS com atraso na colocação de implantes

Sirompas et al 2014: Implantes na proximidade do escudo: Chamado de Técnica de membrana de raiz

Gluckman et al 2016: Classificou os procedimentos como PET

Sirompas et al 2018: 10 anos de seguimento com uma taxa de sucesso cumulativa de 87,9%, incluindo complicações biológicas e mecânicas

Schwimmer et al 2018: Descreveu o procedimento para sítios "Socket Shield" em áreas molares

Schwimmer et al 2018:Histologia humana do escudo de alvéolos

Terapias de extração parcial

Biologia da tábua óssea vestibular

1. Histologia e Embriologia
2. A reação da placa bucal à extração
3. Factores que afectam a reabsorção da parede bucal

Problemas associados ao colapso da placa bucal

4. Recessão gengival
5. Colapso do rebordo buco-palatino
6. Colapso da papila

Conceitos actuais para a manutenção da placa bucal

7. Técnicas de preservação de soquetes
8. Enxerto de alvéolos e regeneração óssea guiada
9. Colocação imediata de implantes
10. Terapias de extração parcial (PET)
11. Técnica de submersão das raízes (RST)
12. Técnica de proteção de tomadas (SST)
13. Técnica de proteção do encaixe proximal
14. Técnica da membrana radicular
15. Técnica do escudo pôntico
16. Técnica de proteção da tomada modificada
17. Carregamento imediato

A. Biologia da tábua óssea vestibular

1. Histologia e embriologia

O osso alveolar propriamente dito tem um aspeto cribriforme, o que permite uma ligação às estruturas neurovasculares. A estrutura e a morfologia do processo alveolar seguem normalmente o contorno da junção cemento-esmalte dos dentes[15] . O osso é criado pelos osteoblastos durante o desenvolvimento (modelação) e é constantemente remodelado ao longo da vida a partir da intrincada relação osteoblástica/osteoclástica. A remodelação óssea consiste numa sequência ordenada e previsível de reabsorção óssea seguida de formação óssea. Os osteoblastos produzem colagénio, glicoproteínas e proteoglicanos para produzir a matriz óssea que é depois mineralizada com cálcio e fosfato.

O mineral é a hidroxiapatite e o seu conteúdo mineral é de cerca de 60%. Quando os osteoblastos formam o tecido ósseo, ficam presos no tecido e são designados por osteócitos[16] . Os osteócitos residem em lacunas e ligam-se e comunicam entre si através de canalículos. Um grupo de osteócitos envolve-se em torno dos feixes neurovasculares (canais de Haversian) e é designado por osteão. Um osteão é a unidade fundamental do osso compacto e são estruturas cilíndricas. Os canais de Volkmann, que correm no interior dos osteões, transportam nervos e vasos sanguíneos e são perpendiculares aos canais de Havers. O osso esponjoso é constituído por trabéculas e tem espaços medulares irregulares. O osso esponjoso ou trabecular encontra-se interdentalmente. A qualidade óssea da maxila e da mandíbula é geralmente diferente e, em geral, a maxila tem mais osso esponjoso do que a mandíbula[17] .

O osso bucal recebe uma parte essencial do seu suprimento vascular dos vasos sanguíneos interdentários e, não sendo a extração de múltiplos dentes contíguos, o suprimento sanguíneo interdentário para o osso alveolar é comprometido numa extensão muito maior do que quando um único dente é extraído[18] também a remodelação do osso alveolar em torno de locais de extração recentes ocorre num padrão padronizado, independentemente da localização do maxilar[19] .

2. A reação da placa bucal à extração

O processo alveolar é um tecido dependente do dente que se desenvolve em conjunto com a erupção dos dentes. Além disso, o volume e a forma do processo alveolar são determinados pela forma dos dentes, seu eixo de erupção e eventual inclinação[20]. Após a remoção de todos os dentes no indivíduo adulto, os processos alveolares sofrerão atrofia e redução do tecido duro do osso alveolar[21]. O estudo clínico e radiográfico de Schropp et al.[22] demonstrou que alterações marcantes na altura e largura do rebordo alveolar ocorrerão após extrações dentárias únicas ou múltiplas. O processo de cicatrização após a remoção do dente aparentemente resultou numa reabsorção mais pronunciada na face vestibular do que na face lingual/palatina do rebordo. Os seus resultados provaram que aproximadamente dois terços desta redução da largura do rebordo alveolar ocorreram nos primeiros 3 meses após a extração dentária.

O estudo animal de Cardaropoli et al.[23] estabeleceu claramente que, após a extração do dente, as paredes vestibular e lingual do alvéolo sofrem uma reabsorção substancial. O osso do feixe é completamente reabsorvido como resultado da falta de função de suporte do dente após a sua extração. Como a parede vestibular fina é predominantemente composta por osso feixe, a sua reabsorção resulta numa redução vertical da crista óssea vestibular. No entanto, para a crista lingual mais larga, que também é composta por proporções substanciais de osso lamelar, observa-se uma redução vertical menor. Além disso, a reabsorção ocorre nas superfícies externas de ambas as paredes ósseas[2]. Cardaropoli et al.[24] estudaram a modelagem e remodelação óssea que ocorreu dentro do alvéolo de extração após a remoção da raiz distal de pré-molares inferiores. A partir do exame de secções mesio-distais, observou-se que :

(i) O osso tecido preenche o alvéolo de extração após um mês

(ii) Após 3 meses, forma-se uma crista cortical que inclui osso tecido e lamelar

(iii) Após o intervalo de 3 meses, o tecido ósseo é gradualmente substituído por osso lamelar e medula óssea.

Araujo et al.[2] demonstraram que a colocação imediata de implantes em alvéolos de extração não é capaz de impedir o processo de remodelação e, por conseguinte, não pode impedir a reabsorção da parede óssea vestibular após a extração dentária. O processo de remodelação das paredes ósseas vestibular e lingual dos alvéolos de extração é ainda incerto. Foi relatado que a largura da parede óssea vestibular pode ter uma influência significativa na determinação do seu padrão de reabsorção[25].

3. Factores que afectam a reabsorção da parede bucal

É sabido que, após a extração de um único dente, ocorrem alterações marcantes no sítio edêntulo. Assim, não só a dimensão vestibular-lingual/palatina (cerca de 50%), mas também a altura da crista óssea vestibular é diminuída[9,22]. Foi sugerido que a colocação de um implante no alvéolo de extração recente pode, em certa medida, contrariar a contração do rebordo alveolar após a remoção do dente[28,29].

Foram relatadas alterações nos tecidos duros e moles, bem como resultados estéticos em locais onde os implantes foram colocados imediatamente em alvéolos de extração (colocação Tipo I de acordo com Hämmerle et al. [30)31,32]. Durante um período de 18 meses após a colocação do Tipo I, verificou-se uma redução de 1,7 mm da altura óssea radiográfica e uma recessão de cerca de 1 mm da margem do tecido mole bucal. Além disso, Evans & Chen[32] observaram que a posição do implante imediatamente colocado no alvéolo de extração, bem como o biótipo do tecido, eram factores importantes que determinavam os resultados do tratamento.

Estes são alguns dos factores que afectam a reabsorção da parede bucal:

i. O local onde o implante foi colocado (anterior/posterior)

ii. A espessura da crista óssea vestibular e

iii. O tamanho do espaço bucal horizontal

B. Problemas associados ao colapso da placa vestibular

4. Recessão gengival

A colocação imediata de implantes é um procedimento eficaz do ponto de vista estético, mas está normalmente associada a uma recessão dos tecidos moles[33] . Após a colocação imediata de implantes, a recessão médio-facial superior a 1 mm ocorre em 9-41% dos locais após 1-3 anos. [34] A justificação para um posicionamento francamente palatino/lingual dos implantes colocados imediatamente é também apoiada pelo conhecimento de que um número significativamente maior de recessões faciais está correlacionado com implantes colocados demasiado por vestibular[35] . Foi observado que os casos de fenótipo fino têm recessões mais acentuadas do que os casos grossos[36] .

5. Colapso do rebordo buco-palatino

O colapso do rebordo numa dimensão bucopalatina após a perda da placa bucal pode levar a uma concavidade, criando uma sombra com uma estética percetivelmente pobre. Esta concavidade é atribuída à perda do osso do feixe e é mais pronunciada em pacientes com biótipo gengival fino, placas bucofaciais finas, deiscências após extração ou colocação bucofacial incorrecta do implante dentário[37] .

A espessura da placa bucofacial nos dentes anteriores superiores é de aproximadamente 0,97 ± 0,18 mm (incisivos centrais), 0,78 ± 0,21 mm (incisivos laterais) e 0,95 ± 0,35 mm (caninos), respetivamente. A remoção do dente sem intervenção resulta em maior colapso tecidular, reabsorção, remodelação e um possível défice tecidular. No caso de colocação tardia de implantes, pode ser necessário um aumento dos tecidos moles ou uma regeneração óssea guiada para corrigir esta situação[37] .

Em alternativa, a colocação imediata do implante num alvéolo de extração recente na zona estética, juntamente com o enxerto dos tecidos faciais com provisionalização imediata, pode reduzir e evitar esta perda de tecido. A colocação imediata deve assegurar que a mesa do implante está a uma distância ≥ 2 mm do perímetro facial do alvéolo. A colocação deve ser mais profunda dentro do alvéolo e orientada mais para lingual/palatal, de modo a garantir uma "zona de segurança" de cicatrização óssea com reabsorção, assegurando simultaneamente a cobertura do implante. Uma restauração provisória colocada imediatamente com um perfil de emergência desejável suporta circunferencialmente os tecidos coronários e evita o seu colapso[37] .

6. Colapso da papila

A presença ou ausência da papila interproximal é de grande preocupação para os periodontistas, dentistas restauradores e para os pacientes. A perda da papila pode levar a deformidades estéticas (a chamada "doença do triângulo negro"), problemas fonéticos (o espaço permite a passagem do ar ou da saliva) e impactação lateral de alimentos. Muitas vezes, a perda da papila é uma consequência da doença periodontal devido à inflamação gengival, à perda de inserção e à reabsorção da altura óssea interproximal. A perda de papilas também pode resultar da terapia cirúrgica periodontal, uma vez que os tecidos moles se contraem normalmente durante o período de cicatrização[38] .

A papila interdentária, sendo uma estrutura com um pequeno fornecimento de sangue, é deixada mais ou menos intocada pelos clínicos. A reconstrução da papila interdentária perdida é um dos problemas mais desafiantes e menos previsíveis e, por isso, é muito importante respeitar a integridade da papila durante todos os procedimentos dentários e minimizar o seu desaparecimento tanto quanto possível[38] .

Kohl e Zander[39] retiraram o tecido interproximal dos macacos para determinar se a papila e o colo se reformariam. Verificaram que a papila se reformou no final das oito semanas pós-cirúrgicas. Pelo contrário, Holmes[40] demonstrou num estudo clínico que uma papila interdentária excisada não se regenera completamente para o seu contorno e altura originais.

C. Conceitos actuais para a manutenção da placa vestibular

2. Técnicas de preservação de soquetes

A preservação do alvéolo alveolar tem sido utilizada para descrever "uma técnica em que os alvéolos de extração completamente contidos são preenchidos com um material de substituição óssea e/ou selados com membranas, enquanto que na preservação do rebordo alveolar, os alvéolos de extração danificados também são incluídos."Por outro lado, alguns artigos de revisão consideram os termos intercambiáveis e utilizam principalmente a preservação do rebordo alveolar, que foi descrita como "qualquer procedimento desenvolvido para eliminar ou limitar o efeito negativo da reabsorção pós-extração, manter o contorno dos tecidos moles e duros do rebordo, promover a formação óssea no alvéolo e facilitar a colocação do implante numa posição protética[41] .

A preservação do rebordo está indicada em situações em que a colocação imediata ou precoce de implantes não é possível devido a razões específicas do doente ou do local. Nestes cenários, o principal significado da preservação do rebordo reside na limitação da contração do rebordo alveolar durante o período de cicatrização. Uma revisão sistemática efectuada por Avila-Ortizet al relata que a preservação do rebordo alveolar é eficaz com uma magnitude clínica de 1,89 mm em termos de largura vestíbulo-lingual e 2,07 mm para a altura médio-bucal[42] .

As considerações cirúrgicas relacionam-se principalmente com a extensão da manipulação dos tecidos moles que rodeiam o dente extraído. Uma abordagem sem retalho significa, geralmente, que não foi efectuada qualquer manipulação dos tecidos moles ou que apenas foi realizado um descolamento limitado para permitir a extensão do material de barreira sob os tecidos para além do defeito, e que não foi tentado o encerramento primário. Estudos relatam resultados mistos quando se comparam abordagens com e sem retalho na preservação do rebordo alveolar; alguns autores descrevem uma reabsorção mais pronunciada do rebordo quando é efectuada uma reflexão do retalho para obter o encerramento primário, enquanto outros não observam qualquer diferença significativa entre as duas abordagens[43] .

Os procedimentos de preservação do rebordo alveolar foram extensivamente testados com vários materiais e combinações de materiais, tais como[43] :

i. Enxerto ósseo isolado (incluindo autoenxertos, aloenxertos, xenoenxertos e aloplastos)

ii. Membrana isolada (incluindo reabsorvível ou não reabsorvível)

Combinações de membranas e enxertos ósseos

3. Enxerto de alvéolos e regeneração óssea guiada

A regeneração tecidular guiada (RTG) tem sido combinada com implantes dentários para incentivar a regeneração óssea e melhorar a osteointegração. O conceito básico consiste em promover a remodelação através da gestão do espaço entre o defeito ósseo e os tecidos moles. A utilização de GTR para excluir as células do epitélio gengival e do tecido conjuntivo permite seletivamente que as células do osso povoem o local de extração em cicatrização. A utilização de GTR pode melhorar a osteogénese, incentivar um preenchimento ósseo mais completo e melhorar a osteointegração. A utilização de um material de enxerto osteoindutor, como o aloenxerto ósseo desmineralizado liofilizado (DFDBA), quando combinado com GTR no momento da colocação do implante, pode aumentar o potencial de preenchimento ósseo completo[43] .

As seguintes recomendações relativas à colocação de implantes em alvéolos imediatamente após a extração dentária podem ajudar a otimizar a regeneração óssea e a melhorar a osteointegração[43] :

i. A técnica cirúrgica deve privilegiar a extração atraumática do dente e a preservação do osso vital remanescente.

ii. O enxerto com um material osteogénico deve ser considerado quando subsistem grandes defeitos ósseos após a colocação do implante.

iii. Os implantes de duas fases devem ser colocados 1 a 2 mm apicalmente à crista do alvéolo, antecipando a reabsorção óssea da crista. Pode ser colocado um pilar de cicatrização durante a cirurgia da primeira fase para assegurar o acesso ao implante se a regeneração óssea for maior do que o previsto.

iv. A manutenção do material de barreira submerso e não exposto pode ser crítica para evitar a contaminação bacteriana e obter resultados óptimos.

Por isso, é necessário otimizar a técnica cirúrgica para manter o encerramento primário. O material de barreira deve ser cortado a curta distância dos dentes adjacentes para permitir a reinserção do retalho de tecido mole, para ajudar a minimizar a exposição prematura da membrana[43].

4. Colocação imediata de implantes

Por definição, implante significa "qualquer objeto ou material, como uma substância aloplástica ou outro tecido, que é parcial ou totalmente inserido no corpo para fins terapêuticos, de diagnóstico, protéticos ou experimentais". A colocação de um implante dentário num alvéolo de extração no momento da extração ou explantação é conhecida como colocação imediata do implante, enquanto a colocação tardia do implante significa a colocação do implante[44].

A colocação imediata de implantes, definida como a colocação de implantes dentários imediatamente no local do alvéolo de extração fresco após a extração do dente, tem sido considerada um procedimento previsível e aceitável[45]. Na última década, a Implantologia evoluiu consideravelmente: o protocolo original foi modificado por vários investigadores para incluir uma cirurgia de uma fase[46], colocação imediata de implantes pós-extração[47,48,49] e provisionalização imediata[50,51]. A colocação imediata de um implante dentário numa cavidade de extração foi inicialmente descrita há mais de 30 anos por Schulte e Heimke em 1976. A vantagem da colocação imediata de implantes nos alvéolos de extração em relação à colocação diferida de implantes é que não é necessário esperar 4-6 meses após a extração para que o osso se forme e a perda óssea crestal é menor nos implantes colocados imediatamente do que nos implantes colocados diferidos[44].

A redução do número de intervenções cirúrgicas, um tempo de tratamento mais curto, um posicionamento tridimensional ideal do implante, a preservação presumível do osso alveolar no lado da extração do dente e a estética dos tecidos moles têm sido reivindicados como as potenciais vantagens desta abordagem de tratamento[52].

Classificação do momento da colocação de implantes após extração dentária

Foram propostas várias classificações para o momento da colocação de implantes após a extração dentária. Na classificação de Wilson e Weber, os termos imediato, recente, atrasado e maduro são utilizados para descrever o momento da colocação do implante em relação à cicatrização dos tecidos moles e à previsibilidade dos procedimentos de regeneração óssea guiada[53] .

No entanto, não foram fornecidas diretrizes para o intervalo de tempo associado a estes termos. Na recente classificação de Mayfield, os termos imediato, atrasado e tardio são utilizados para descrever intervalos de tempo de 0 semanas, 6 a 10 semanas e 6 meses ou mais após a extração, respetivamente. O intervalo entre 10 semanas e 6 meses não foi abordado[53] .

A decisão de quando colocar um implante após a extração de um dente deve caber ao dentista e ser decidida com base na longevidade, no resultado clínico pretendido e na situação clínica em causa[5] A categorização do tempo de cicatrização de feridas, de acordo com as diretrizes do ITI, foi publicada nos anais da conferência de consenso do ITI 3rd . Apresenta uma classificação clínica do protocolo de colocação de implantes com base no tempo decorrido em semanas após a extração ter sido efectuada [5]

Tabela 2: Classificação clínica do protocolo de colocação de implantes (ITI)[55]

Classificação	Terminologia	Período após a extração
Tipo 1	Imediato	Colocação imediata após a extração
Tipo 2	Colocação precoce	Normalmente 4-8 semanas com cicatrização dos tecidos moles
Tipo 3	Colocação precoce	Normalmente 12-16 semanas com cicatrização óssea parcial
Tipo 4	Colocação tardia	Normalmente> 6 meses

O momento da extração dentária e da colocação de implantes é classificado da seguinte forma[56] :

Classe 1: Extração, com colocação imediata de implante diretamente no alvéolo alveolar através de (a) colocação de implante "sem incisão" ou (b) levantamento de um retalho mucoperiosteal e colocação do implante no alvéolo de extração concomitantemente com (i) aumento ósseo ou ROG ou (ii) um tecido conjuntivo ou aloenxerto.

Classe 2: Colocação precoce de implantes. O implante é colocado após a extração e os tecidos moles são deixados a cicatrizar durante 6 a 8 semanas. A ROG pode ser efectuada no momento da extração e/ou no momento da colocação do implante.

Classe 3: Colocação retardada de implantes. O implante é colocado no mínimo 4 a 6 meses após a extração, com preservação do rebordo alveolar utilizando técnicas de enxerto e/ou ROG, quer no momento da extração quer concomitantemente com a colocação do implante. Nestes casos, será invariavelmente necessária a reconstrução dos tecidos moles.

Classificação dos locais de colocação imediata de implantes[57] :

A classificação detalhada abaixo baseia-se nos níveis ósseo e de tecidos moles do local potencial no momento da extração.

Tabela 3: Classificação do local de colocação do implante imediato[57] :

Classe	Biótipo ósseo bucal e gengival	Técnica de colocação de implantes viáveis	Resultados esperados do implante imediato	Indicação de colocação para colocação de implantes imediatos
Classe I	Intacto com biótipo gengival espesso	Imediata sem reflexão do retalho (menos incisão)	Ótimo	Sim
Classe II	Intacta com biótipo gengival fino e mais recortado	Imediata com enxerto de tecido conjuntivo ou enxerto de tecido conjuntivo faseado	Bom	Sim
Classe III	Deficiente, mas é possível a colocação de implantes no alvéolo remanescente do alvéolo de extração	Imediata com regeneração óssea guiada simultânea e enxerto de tecido conjuntivo ou seguida de enxerto de tecido conjuntivo faseado	Aceitável	Limitada
Classe IV	Deficiente e o implante pode desviar-se do encaixe alveolar	Atrasado	Inaceitável	Não

4. terapias de extração parcial

As terapias de extração parcial (PET) representam um subgrupo de intervenções pré-colapso que utilizam coletivamente o próprio dente para compensar a perda de tecido alveolar. Ao reter a raiz do dente e a sua ligação ao osso, o complexo BB-PDL com o seu fornecimento vascular pode ser mantido. O conceito de PET inclui três técnicas diferentes: submergência da raiz, proteção do pôntico e proteção do alvéolo[58] .

Cronologicamente, a submersão radicular introduzida em 1953 propôs a retenção de raízes dentárias decoronadas por baixo de próteses totais amovíveis para manter o rebordo alveolar. Em 2007, o conceito evoluiu para ser aplicado em locais de pônticos por baixo de próteses parciais fixas. A técnica de proteção do alvéolo progrediu a partir daí, e a histologia do tecido cicatrizado foi demonstrada após a secção de uma raiz submersa na colocação imediata do implante, permanecendo a secção da raiz vestibular in situ e suportando os tecidos periodontais. Em 2015, a submersão parcial da raiz da técnica do escudo do alvéolo foi combinada com o enxerto do alvéolo para preservar o rebordo no desenvolvimento do local do pôntico, ou seja, o escudo do pôntico. Estas PET englobam coletivamente as técnicas de preservação da raiz e do rebordo aplicadas em implantologia e dentisteria de restauração. Utilizam coletivamente o próprio dente para compensar a perda de tecidos do rebordo, retendo a ligação ao periodonto com o seu fornecimento vascular, preservando o complexo ósseo dente-PDL-feixe, e desafiando assim a abordagem convencional de extração e aumento[58] .

As terapias de extração parcial (Tabela 4) são um conjunto de técnicas altamente promissoras que podem alterar significativamente a gestão futura da dentição em falha e do rebordo pós-extração, ou seja, uma mudança de paradigma da extração e aumento para a recuperação dos próprios tecidos do paciente, sempre que possível. Igualmente importantes são o grau de conhecimento avançado e a experiência necessários para aplicar estas terapêuticas e a necessidade de provas histológicas mais abundantes e de dados a longo prazo para refutar ou apoiar a sua utilização na prática clínica estabelecida[58] .

Terapias de extração parcial (PET) e suas indicações[58] :

PET	Situação(ões) clínica(s) indicada(s)
Submersão das raízes	Coroa de dente não restaurável ou dente indicado para extração Ausência de patologia apical Polpa amputada saudável ou terapia endodôntica concluída Intenção de preservar o rebordo alveolar Prótese total ou parcial removível planeada Local do pôntico planeado sob a prótese fixa Local do pôntico em cantilever como alternativa a dois implantes adjacentes Paciente jovem em crescimento ativo planeado para tratamento com implantes mais tarde Preservação do rebordo em conjunto com outras PET
Proteção da tomada	Coroa de dente não restaurável ou dente indicado para extração Raiz de dente com ou sem patologia apical Intenção de preservar o rebordo alveolar, especificamente para evitar o colapso bucopalatino Colocação imediata de implantes Preservação do rebordo em conjunto com outras PET
Escudo pôntico	Coroa de dente não restaurável ou dente indicado para extração Raiz de dente com ou sem patologia apical Intenção de preservar o rebordo alveolar Pôntico(s) planeado(s) sob prótese fixa Pôntico em cantilever como alternativa a dois implantes adjacentes Preservação do rebordo em conjunto com outras PET
Proteção da cápsula proximal	Coroa de dente não restaurável ou dente indicado para extração Raiz de dente com ou sem patologia apical Intenção de preservar as papilas interdentárias Locais planeados para colocação imediata de implantes de dois ou mais implantes adjacentes Preservação das papilas em conjunto com outras PET

5. técnica de submersão das raízes

O RST foi introduzido com o objetivo de preservar o rebordo alveolar; mais tarde, foi utilizado para evitar o crescimento do epitélio durante a regeneração dos tecidos periodontais. Ao manter a raiz natural do dente com a RST, pode ser preservada uma quantidade muito maior de tecido circundante do que com a técnica de preservação do alvéolo comumente usada, que quase sempre leva à reabsorção óssea da crista e, portanto, à redução da altura das papilas interdentais e da largura do rebordo edêntulo. Em vez disso, a RST mantém o aparelho de fixação natural do dente no local do pôntico, o que, por sua vez, permite a preservação completa da estrutura óssea alveolar e ajuda na criação de um resultado estético em casos de substituição de múltiplos dentes adjacentes. Em situações de perda óssea periodontal, é necessária a extrusão ortodôntica para criar o suporte ósseo subjacente à papila, necessário para garantir a previsibilidade[59] .

6. Técnica de proteção das tomadas

Para ultrapassar a formação de defeitos que influenciam negativamente o aspeto estético e a osteointegração do implante, foram consideradas técnicas de preservação do rebordo e medidas de apoio, e é feito um grande esforço para alcançar o melhor resultado estético possível[60] . Estas medidas incluem procedimentos de aumento dos tecidos duros e moles, provisionalização imediata, colocação de implantes sem retalho, uma orientação mais palatina do implante no alvéolo e, possivelmente, a utilização de platform switching.

A perda do ligamento periodontal e do feixe ósseo desempenha um papel importante na influência do processo de reabsorção, resultando na subsequente recessão dos tecidos moles peri-implantares e na deterioração estética. À medida que vão sendo perdidos, a tábua óssea vestibular e os tecidos moles de cobertura vão sendo adelgaçados e até reduzidos em altura, à medida que o feixe ósseo se estende até à ponta da parede óssea vestibular. Na parte frontal superior, a parte coronal da lamela vestibular é frequentemente constituída apenas por osso feixe e, por conseguinte, a sua perda conduzirá não só a um adelgaçamento, mas também a uma reabsorção completa do osso vestibular nesta área[2] .

A submersão da raiz também tem sido utilizada como um método para preservar o rebordo alveolar em pônticos sob próteses parciais fixas[59] . Qualquer que seja o objetivo da submersão da raiz

A retenção, funciona devido a um princípio: manutenção da ligação periodontal, incluindo o cemento, o ligamento periodontal e o feixe ósseo[61] .

Em 2010, Hürzeler et al[10] . introduziram a técnica do escudo do alvéolo, na qual um fragmento parcial da raiz foi retido em torno de um implante colocado imediatamente, com o objetivo de evitar alterações nos tecidos após a extração do dente. O ligamento periodontal saudável (segmento dentário), a pequena alteração volumétrica do contorno do rebordo e o contacto direto osso-implante fazem desta técnica uma opção de tratamento viável[62] .

O princípio da técnica socket-shield (SS) é[62] :

1. Preparação da raiz de um dente indicado para extração de modo a que a secção vestibular/facial da raiz permaneça in-situ com a sua relação fisiológica com a placa vestibular intacta.
2. O aparelho de fixação periodontal da secção da raiz do dente (ligamento periodontal (PDL), fibras de fixação, vascularização, cemento radicular, osso do feixe, osso alveolar) permanece vital e não danificado para evitar a remodelação esperada do alvéolo pós-extração e para suportar os tecidos bucais/faciais.
3. A secção preparada da raiz do dente actua como uma proteção do alvéolo e evita a recessão dos tecidos bucofaciais para um implante imediatamente colocado.

Estão disponíveis vários kits para o procedimento de proteção da tomada, tais como :

1. K0297PET:Sistema de terapia de extração parcial-BrasslerUSA[63]
2. Kit de membrana radicular Megagen [63]
3. Kit PET MEGAGEN
4. Kit PET KOMET

Quadro 5: Classificação da técnica de proteção de soquetes[64]

Número de tipo	Tipo	Descrição	Cenário clínico
Tipo I	Escudo bucal	O escudo encontra-se na parte bucal	Sítio edêntulo único
Tipo II	Full C Escudo bucal	O escudo encontra-se na parte vestibular e interproximal em ambos os lados da cavidade	Implante existente em ambos os lados da área em falta
Tipo III	Metade C Escudo bucal	O escudo encontra-se apenas na parte vestibular e numa das partes interproximais	Quando existe um dente de um lado e um implante ou um dente em falta do outro lado
Tipo IV	Escudo interproximal	O escudo encontra-se apenas na parte mesial ou distal da cavidade	Quando existe reabsorção vestibular que requer enxerto e existe um lado adjacente com um dente em falta ou um implante
Tipo V	Escudo palatino linal	O escudo encontra-se no lado lingual ou palatino do alvéolo	Molares mailares
Tipo VI	Escudo bucal múltiplo	Quando há duas ou mais protecções na tomada	Em casos de fratura vertical da raiz

Fig.1 : Classificação da técnica SST

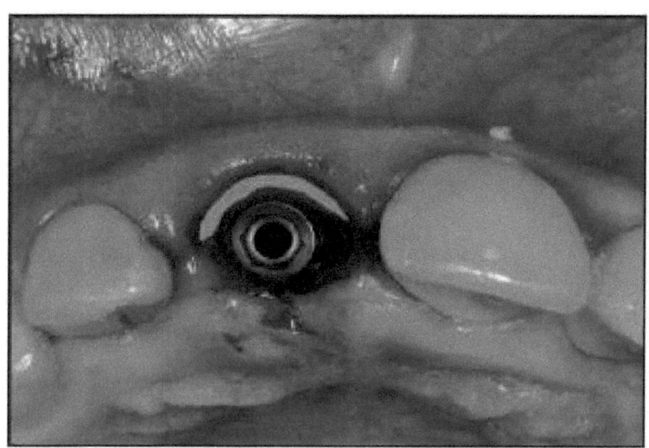

Fig.1(a) : Tipo I vestibular[64]

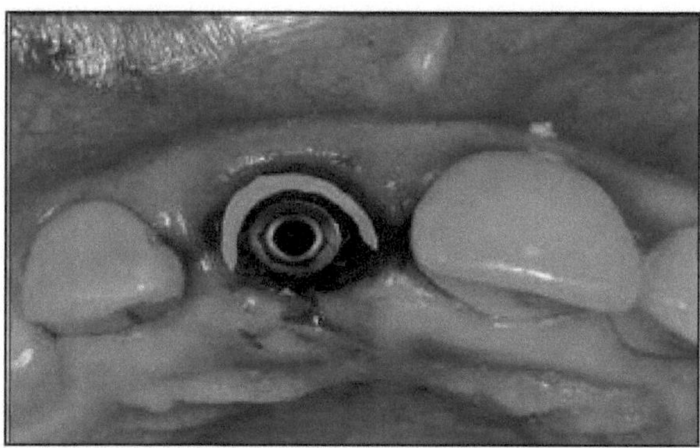

Fig.1(b) : Tipo II vestibular completo[64]

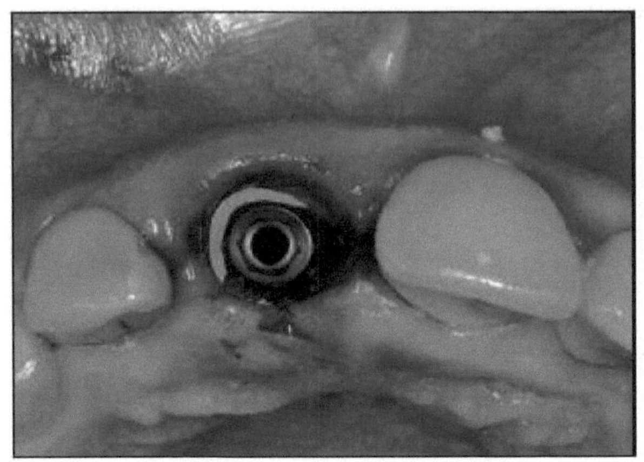

Fig.1(c): Tipo II Full C bucal[64]

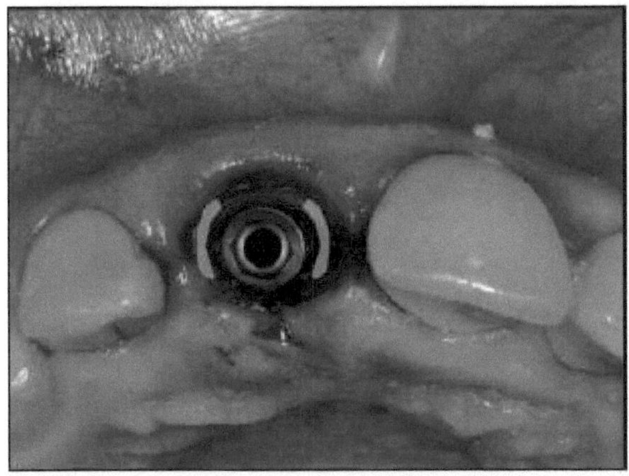

Fig.1(d): Tipo IV interproximal [64]

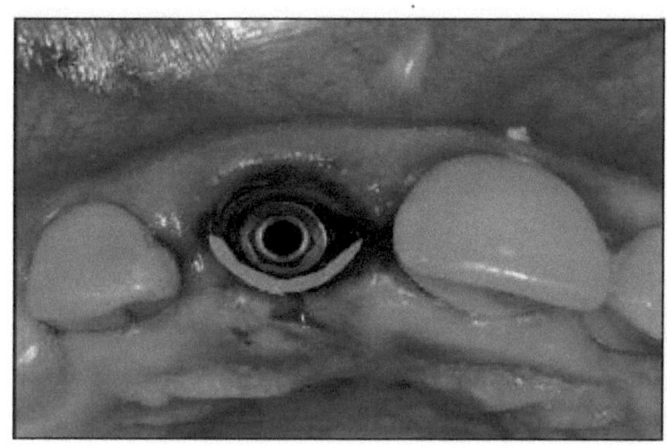

Fig.1(e): Tipo V lingual/palatal [64]

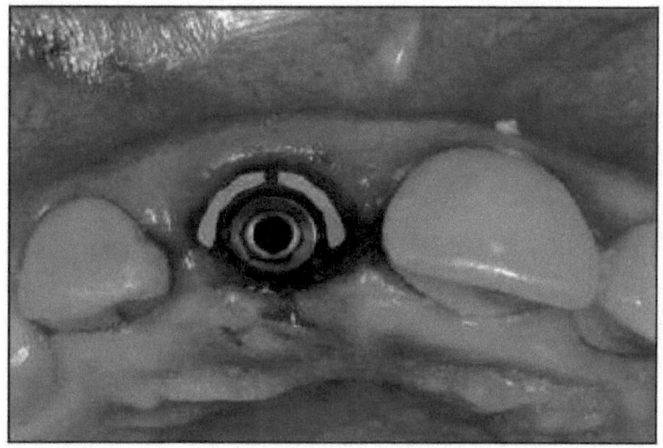

Fig1(f):Escudos bucais múltiplos tipo VI

7. SST proximal

O SST proximal é a manutenção da papila inter-implantar. A porção da coroa da estrutura dentária distal remanescente é seccionada horizontalmente, deixando a raiz com uma extensão cervical de aproximadamente 2 mm coronal ao osso marginal distal. Subsequentemente, o lado do entalhe do fragmento de raiz distal remanescente é escavado utilizando uma broca de diamante de alta velocidade, o que cria um fragmento de raiz em forma de C com 1,5 a 2,0 mm de espessura, abrangendo desde os ângulos da linha distobucal até à linha distopalatina. Nesta técnica, a potencial preservação do osso proximal, a presença de uma porção coronal do fragmento de raiz com cemento supracrestal (2 mm acima do osso proximal), onde as fibras dentogengivais estão ligadas, também contribui para a preservação do nível da papila inter-implantar[66] .

8. Técnica da membrana radicular

A SST é também designada por técnica da membrana da raiz, uma vez que utiliza os dois terços vestibulares da raiz do dente que são mantidos no interior do alvéolo. A retenção intencional do fragmento da raiz reserva ou mantém o contorno normal dos tecidos moles durante todo o período de funcionamento do implante. O conceito de membrana radicular pretende minimizar a alteração volumétrica no local do implante, mantendo uniformemente o contorno dos tecidos moles e duros em redor do implante imediatamente colocado, ao longo da sua função[13] .

O conceito clínico ou a lógica subjacente à técnica da membrana radicular é que a manutenção da porção vestibular da raiz ajuda a manter a PDL e os vasos associados, o que, por sua vez, pode impedir a reabsorção fisiológica do osso vestibular, preservando a estética do rebordo. Além disso, a abordagem sem retalho permite a manutenção do fornecimento vascular a partir da artéria supraperiosteal. Anteriormente, esta técnica de preservação do rebordo mediada por PDL foi designada como técnica de proteção do alvéolo introduzida por Hurzeler et al no ano de 2010[10] . Mais tarde, Siormpas sugeriu o nome "técnica da membrana radicular", porque a PDL fixada no fragmento de raiz retido é a principal razão pela qual o fornecimento de sangue e a nutrição são mantidos e, assim, a reabsorção do rebordo é evitada[13] .

9. Escudo pôntico

O escudo de pôntico é indicado para locais planeados para receber uma restauração de pôntico, quer seja uma prótese parcial removível ou uma prótese parcial fixa suportada por dentes ou implantes, mas a RST foi contra-indicada devido a infeção apical ou fracasso do tratamento endodôntico. É uma combinação de SST com tratamentos de enxerto de alvéolo. Na técnica PS, uma porção do fragmento de raiz é deixada adjacente ao dente/restauração existente. Este facto preserva o osso proximal e a presença de uma porção coronal do fragmento de raiz com cemento supra-cristal (2 mm acima do osso proximal), onde as fibras dento-gengivais estão fixadas, também contribui para a preservação do nível da papila inter-implantar. A preparação do escudo do pôntico é semelhante à do escudo do alvéolo e, posteriormente, o alvéolo de extração é enxertado com material de substituição óssea (reabsorção lenta). Deve ser utilizado um enxerto de tecido mole para selar o alvéolo. Deve aguardar-se um período mínimo de 3 meses para a cicatrização antes de aplicar pressão pôntica para desenvolver o local [58,68].

10. SST modificado

No SST modificado, a espessura do escudo é mantida em 1,5 mm e a porção mais coronal da raiz residual é colocada ao nível da crista óssea (e não 1 mm acima da crista óssea), não sendo inserido qualquer material de enxerto no espaço entre a raiz residual e o implante. Este tipo de implante apresenta um BIC (contacto osso-implante) elevado (76,2%). O espaço entre a raiz e o implante, os terços apical e medial, é preenchido por osso compacto e maduro, enquanto o terço coronal é colonizado por tecido conjuntivo não infiltrado[69] .

11. Carregamento imediato

Tanto os relatórios de consenso como os revisores sistemáticos tentaram definir o termo carga imediata a partir do contexto do momento da colocação da prótese e da quantidade de carga oclusal que recebe. A carga imediata é muitas vezes definida em termos de calendarização como sendo na mesma consulta clínica que a colocação do implante. Com o cenário de implante único, isto é frequentemente possível e pode ser vantajoso no apoio ao contorno dos tecidos moles[70] .

A carga imediata é a aplicação de carga funcional ou não funcional a um implante no momento da colocação cirúrgica ou pouco tempo depois, ou seja, geralmente considerada como carga nas 48 horas seguintes à colocação do implante[71] .

A carga imediata não funcional ocorre quando a prótese de implante é colocada no momento da colocação do implante, mas é mantida fora do contacto oclusal direto. A carga ocorre

da pressão dos lábios e da língua e do contacto com os alimentos, mas não do contacto com os dentes opostos[71] .

A carga imediata não oclusal é um protocolo clínico para a colocação de um ou mais implantes dentários numa arcada parcialmente edêntula, com uma restauração fixa ou removível que não esteja em contacto oclusal com a dentição oposta, na mesma consulta clínica[71] .

Esposito et al.[72] definiram 3 protocolos para o tempo de carga dos implantes: implantes de carga imediata (ILI), no prazo de 1 semana após a colocação do implante; implantes de carga precoce (ELI), entre 1 semana e 2 meses; e implantes de carga convencional (CLI), após 2 meses da colocação do implante. Duas subclassificações indicam as diferentes modalidades de carga:

1) Carga oclusal ou carga não oclusal,

2) Carregamento direto ou carregamento progressivo[73]

Os protocolos de carga dos implantes foram definidos da seguinte forma[55] :

a. Carga imediata: Os implantes dentários são ligados a uma prótese em oclusão com a arcada oposta no prazo de 1 semana após a colocação do implante.

b. Restauração imediata: Os implantes dentários são ligados a uma prótese mantida fora de oclusão com a arcada oposta no prazo de 1 semana após a colocação do implante.

c. Carga precoce: Os implantes dentários são ligados à prótese entre 1 semana e 2 meses após a colocação do implante.

d. Carga convencional: Os implantes dentários podem ter um período de cicatrização de mais de 2 meses após a colocação do implante, sem ligação da prótese.

A quantidade de carga oclusal que a restauração provisória suporta é também objeto de debate no que diz respeito à definição. O termo carga imediata é reservado para carga oclusal total em oclusão pelo menos cêntrica e restaurações imediatas ou carga não oclusal para restaurações sem contactos cêntricos ou excêntricos. É claro que a restauração continuará a ter um grau de função no que diz respeito à estética, à fala e ao contacto com o bolo alimentar. Um resumo das várias definições de carga imediata

Tabela 6: Definições de carga imediata[70]

Review	Definitionof immediate loading	Occlusal vs non-occlusal Loading	No. of studies	Follow-up	Level of evidence
Aparicio 2003	Within 72hrs	Full occ contact	Consensus	N/A	5
Cochran 2004	Within 48hrs	Full occ contact	N/A	N/A	5
Attard 2005	Not defined	Not defined	Not specified	N/A	5
Glauser 2006	Within 24hrs	Not defined	17	>12months	5
Nkenke 2006	Within 72hrs	Full occ contact	5	>12months	1a
Wang 2006	Within 48hrs	Clin judgement	Consensus	N/A	5
Esposito 2007	Within1week	Same	8	6-12 months	1a
Jokstad 2007	Not defined	Not defined	22	>12months	1a
Cooper 2007	Same visit	Clin judgement	N/A	N/A	5

Quadro 7: Resumo das provas e orientações relativas ao carregamento imediato[70]

Clinical scenario	Evidence base	Guideline for use
Edentulous maxilla		
Overdenture	Experimental	Not recommended
Fixed prosthesis	Weak	Caution
Edentulous mandible		
Overdenture	Good	Routine
Fixed prosthesis	Good	Routine
Partial edentulism		
Posterior maxilla	Weak	Caution
Anterior maxilla	Weak	Caution
Posterior mandible	Weak	Caution
Anterior mandible	Weak	Caution
Single tooth implant		
Molar maxilla	None	Not
Premolar maxilla	Good	recommended
Anterior maxilla	Good	Selected cases
Molar mandible	Experimental	Selected cases
Premolar mandible	Weak	Not
Anterior mandible	Weak	recommended
		Selected cases
		Selected cases

Os princípios da técnica socket-shield (SS) são:

1. Se uma secção da parte vestibular da raiz for preservada juntamente com todo o seu aparelho periodontal, o corpo é induzido a pensar que a raiz ainda está presente e a gengiva e o osso do feixe continuam a receber o seu fornecimento de sangue. Este fenómeno é frequentemente conhecido como "batota biológica".
Esta batota biológica é o princípio básico da "técnica do escudo de proteção das tomadas".

2. Preparação da raiz de um dente indicado para extração de modo a que a secção vestibular/facial da raiz permaneça in-situ com a sua relação fisiológica com a placa vestibular intacta.

3. O aparelho de fixação periodontal da secção da raiz do dente (ligamento periodontal (PDL), fibras de fixação, vascularização, cemento radicular, osso do feixe, osso alveolar) permanece vital e não danificado para evitar a remodelação esperada do alvéolo pós-extração e para suportar os tecidos bucais/faciais.

4. A secção preparada da raiz do dente actua como uma proteção do alvéolo e evita a recessão dos tecidos bucofaciais para um implante imediatamente colocado.

Técnica cirúrgica para o procedimento de proteção do alvéolo

Os procedimentos de terapia de extração parcial (PET) incluem a técnica de escudo de alvéolo da colocação imediata de implantes pós-extração. A PET implica a preparação de um escudo através da realização de uma extração parcial da raiz. Segue-se um protocolo específico de moldagem do escudo para facilitar a colocação do implante e o fabrico de uma restauração provisória. O objetivo do tratamento é obter uma restauração satisfatória que cumpra os requisitos estéticos e funcionais do paciente.

Diretrizes para a preparação da blindagem

1. Nenhuma área apical do dente deve permanecer. A preparação do escudo deve garantir a remoção total e o desbridamento do ápice do dente [1].

2. O escudo deve permanecer estável e deve estar completamente imóvel no final da preparação. Qualquer movimento conduzirá eventualmente a uma infeção, extrusão, reabsorção e eventual perda do escudo [2].

3. O escudo deve ser suficientemente fino para evitar qualquer contacto entre o escudo e o implante [3]. Um escudo muito fino, no entanto, será propenso a mobilidade ou migração.

4. O escudo deve ser suficientemente espesso para resistir ao descolamento do osso labial, mas não deve ser demasiado espesso para interferir com a colocação do implante [4]. Um escudo muito espesso terá uma maior tendência para entrar em contacto com o implante após a colocação.

Armamenatrium

Seguem-se os instrumentos necessários para a preparação do escudo:

1. Broca de carboneto de haste longa em broca de turbina de ar de alta velocidade.
2. Broca de diamante redonda de haste longa de vários diâmetros.
3. Broca de diamante em forma de bola de futebol.
4. Retractor gengival Zekrya.
5. Elevadores de ponta fina.
6. Pinça para artérias curvas.
7. Curetas de osso.

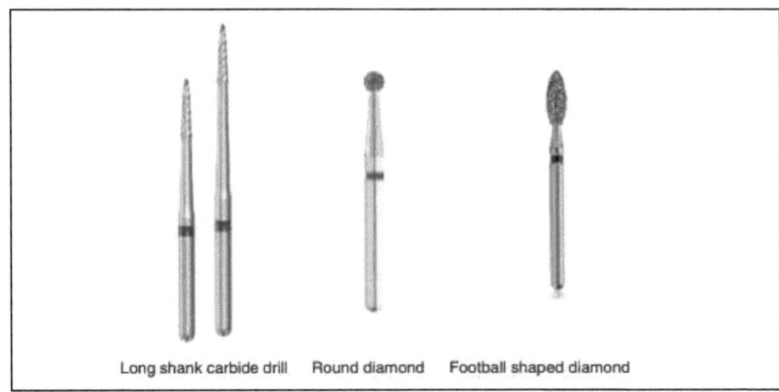

Fig. 2. (a) BURACOS PARA A PREPARAÇÃO DA CAMADA

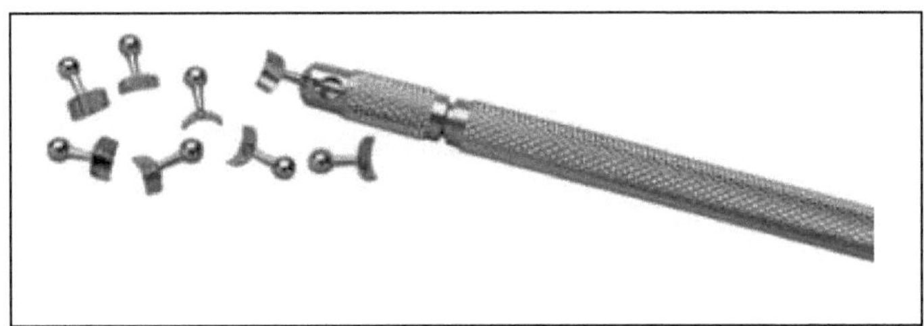

Fig 2.(b) PROTETOR GINGIVAL ZEKRYA

Estão disponíveis vários kits para o procedimento de proteção da tomada, tais como :

5. K0297PET:Sistema de terapia de extração parcial-BrasslerUSA[63]
6. Kit de membrana radicular Megagen [63]
7. Kit PET MEGAGEN
8. Kit PET KOMET

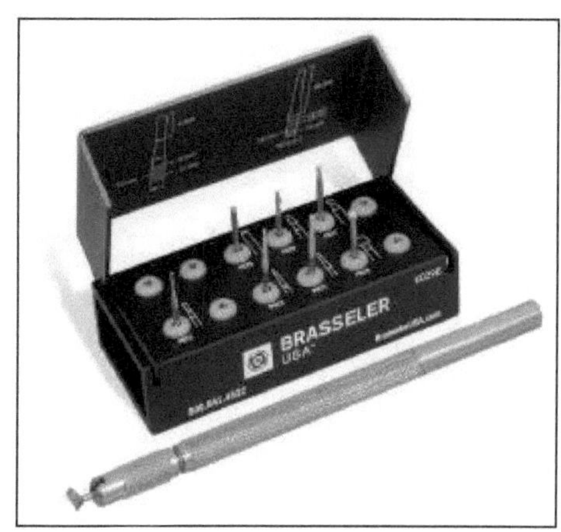

Fig.3: KIT PET BRASSLER

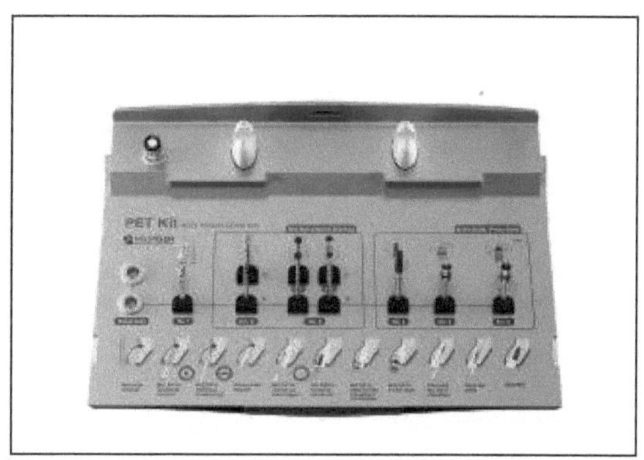

Fig.4: KIT PET MEGAGEN

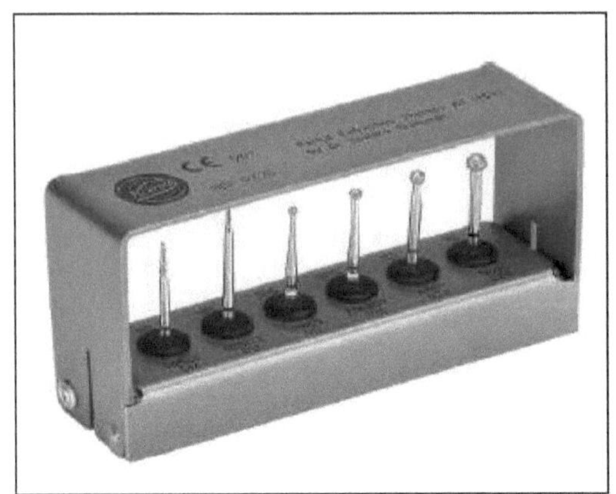

Fig.5: KIT KOMET PET

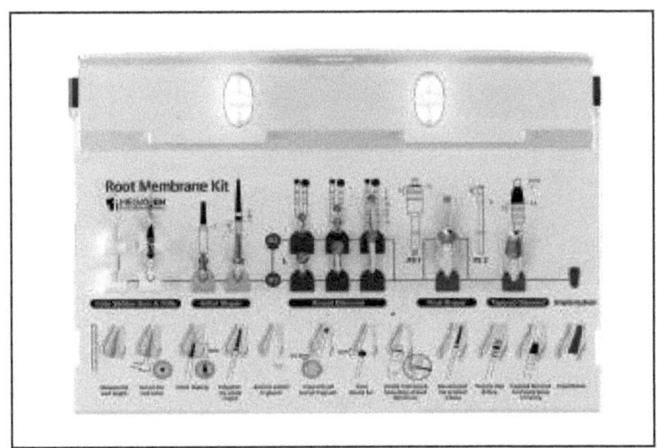

Fig.6: Kit de membrana de raiz MEGAGEN

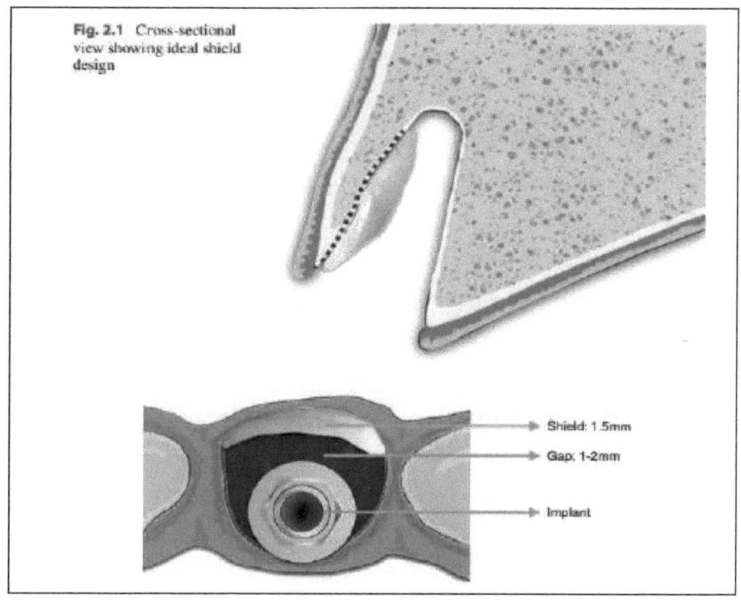

Fig. 7: Conceção ideal da blindagem

A conceção e as dimensões ideais do escudo são as seguintes

1. Não deve estar presente qualquer porção palatina ou apical da raiz.
2. O escudo deve ter cerca de dois/terços do comprimento da raiz original ou pelo menos 8 mm de comprimento, consoante o que for maior [5].
3. O escudo deve ter pelo menos 1,5 mm de largura, ou um/quarto da dimensão vestibulolingual da raiz, o que for menor. Outra diretriz a seguir é metade da distância entre o osso vestibular e o espaço do canal radicular da raiz a ser seccionada [6].
4. Deve seguir a curvatura do osso labial do ângulo da linha mesial para o distal.
5. Deve ser aparado até ao nível da crista óssea labial [7].

Deve ter um bisel ou uma curva em forma de S na face interna

REVISÃO DA LITERATURA

- **Barakat D, Hassan R, Eldibany R (2017)**[74] : O objetivo deste RCT foi avaliar clínica e radiograficamente a técnica do escudo de alvéolo como uma nova modalidade de implantação imediata em comparação com a técnica convencional. Este estudo concluiu que a retenção de uma concha vestibular da raiz em conjunto com a colocação imediata do implante é uma técnica viável para alcançar a osseointegração sem qualquer resposta inflamatória. A técnica de proteção do alvéolo parece ser uma técnica segura para preservar o osso alveolar, uma vez que a perda óssea horizontal e vertical foi reduzida quando comparada com a implantação convencional. Além disso, esta técnica é uma abordagem implantológica minimamente invasiva com resultados estéticos elevados.

- **Fattouh H (2018)**[75] : O objetivo deste estudo foi avaliar a técnica do socket shield e comparar a sobrevivência, estabilidade, resultado estético e taxas de complicações de implantes imediatos na zona estética colocados utilizando esta técnica com a técnica tradicional de regeneração óssea guiada.20 pacientes foram incluídos neste estudo, foram randomizados em dois grupos iguais, após receberem um implante pós-extração na zona estética; os pacientes do Grupo I foram tratados com a técnica de regeneração óssea guiada, enquanto os pacientes do grupo II foram tratados com a técnica do socket shied. Concluíram que a técnica de proteção do alvéolo cirúrgico é uma adição altamente promissora à implantologia dentária que parece ser uma opção cirúrgica viável caracterizada por melhores resultados estéticos quando comparada com a técnica de regeneração óssea guiada.

- **Walid M, Alkodary M (2019)**[76] : Este RCT teve como objetivo testar o efeito da técnica de proteção do alvéolo na manutenção da placa óssea vestibular e a alteração da posição dos tecidos moles gengivais circundantes após a colocação imediata de 3 sistemas de implantes dentários diferentes, com um material de enxerto ósseo a preencher os defeitos em torno dos implantes, seguido de avaliação clínica e radiográfica utilizando a tomografia computadorizada de feixe cónico após 4 e 12 meses de carga. Concluíram que a técnica de proteção do alvéolo manteve as dimensões pré-operatórias da placa óssea vestibular e dos tecidos moles sobrejacentes, com uma estética rosa melhorada e mantida com os 3 sistemas de implantes dentários diferentes utilizados. Além disso, o pilar de cicatrização personalizado ajudou a manter as papilas interdentárias e a produzir um perfil de emergência que pode proporcionar benefícios estéticos a longo prazo.

- **Tiwari S, Bedi R, Wadhwani P, Aurora J, Shamita H (2019)**[77] : O objetivo deste estudo foi comparar a eficácia da colocação imediata de implantes após a extração sem a técnica de proteção do alvéolo e com a técnica de proteção do alvéolo na região estética. Concluíram que as duas técnicas necessitam de uma comparação mais aprofundada, embora os resultados do estudo tenham demonstrado uma melhor preservação do osso através da técnica de proteção do alvéolo, eliminando assim a necessidade de quaisquer substitutos ósseos.

- **Ahmed S. Abdel-Raheim A, Abdel-Mageed H. Al-Fakharany (2019)**[78] : Avaliaram clínica e radiograficamente a técnica do escudo de alvéolo como uma nova modalidade de implantação imediata em comparação com a técnica convencional. Este RCT foi realizado em vinte pacientes adultos de ambos os sexos. Todos os pacientes tinham dentes maxilares de raiz única indicados para a colocação de implantes e concluíram que a técnica de proteção do alvéolo era benéfica na preservação da tábua óssea vestibular.

- **Sun C, Zhao J, Liu Z, Tan L, Huang YL, Zhao L, Tao H (2020)**[79] : O objetivo deste estudo foi avaliar os resultados estéticos e clínicos da implantação imediata utilizando a abordagem convencional sem retalho e a técnica Socket-Shield (SST). Os autores concluíram que a SST pode melhorar os resultados funcionais e estéticos, mantendo o volume ósseo alveolar e os tecidos peri-implantares. A SST parece ser uma abordagem de tratamento promissora para implantes na zona estética.

- **Abd-Elrahman A, Shaheen M, Askar N, Atef M (2020)**[80] : Este estudo teve como objetivo comparar as alterações verticais e horizontais das placas ósseas corticais vestibulares, encontradas após a utilização da técnica de proteção do alvéolo com temporização imediata versus uma colocação imediata do implante com temporização imediata, e analisar as diferenças da estabilidade do implante e da avaliação da pontuação estética rosa entre ambas as técnicas. Concluíram que a técnica de proteção do alvéolo com temporização imediata é um método fiável para reduzir a perda óssea vestibular após a extração de dentes.

- **Mathew L, Manjunath N, NP Anagha, Ashok A (2020)**[81] : O objetivo deste estudo foi avaliar a zona estética e o nível ósseo do local do implante com SST (Socket Shield Technique) juntamente com a colocação imediata de implantes e a colocação imediata de implantes convencionais, utilizando PES (Pink Esthetic Score) e radiografias. Este estudo concluiu que a técnica SST apresentou melhores resultados estéticos e melhor cicatrização/adaptação dos tecidos moles, proporcionando um contorno natural dos tecidos, em comparação com os tecidos moles peri-implantares da colocação de implantes imediatos convencionais, após 12 meses de acompanhamento.

- **HürzelerM, ZuhrO, Schupbach P ,RebeleS, EmmanouilidisN,FickS(2010)**[10] : Este estudo clínico sugeriu que a retenção de raízes de dentes irremediáveis pode evitar alterações nos tecidos após a extração dentária. Assim, o objetivo desta experiência de prova de princípio foi avaliar histologicamente uma retenção parcial da raiz (técnica socket-shield) em combinação com a colocação imediata de implantes. Concluíram que a retenção do aspeto vestibular da raiz durante a colocação do implante não parece interferir com a osseointegração e pode ser benéfica na preservação da tábua óssea vestibular.

- **Wadhwani P, Goel S, Tiwari S, Syed S, Paul T, Komal A (2015)**[3] : Este artigo descreve um caso clínico de um jovem paciente com um procedimento de apicoectomia falhado no incisivo lateral esquerdo. Foi efectuada a colocação imediata do implante com a técnica de proteção do alvéolo. Neste relato de caso, foi demonstrado que a técnica de proteção do alvéolo com colocação imediata do implante preserva a placa cortical vestibular e foi observado tecido peri-implantar saudável. Concluíram que a colocação imediata de implantes com a técnica de proteção do alvéolo pode ser uma opção de tratamento viável em áreas com elevada preocupação estética.

- **Gluckman H, Du Toit J, Salama M (2015)**[37] : Este relato de caso demonstrou a hipótese de que a retenção de uma secção de raiz de dente preparada como um escudo de alvéolo previne a recessão dos tecidos bucofaciais para um implante colocado imediatamente. Concluíram que a técnica de proteção do alvéolo é uma adição altamente promissora à medicina dentária e este relato de caso foi um dos primeiros a demonstrar o procedimento na prática clínica com um acompanhamento de 1 ano.

- **Mahajan T, Massey N, Bajwa W , Sinha A, Banerjea A, Tandon P (2015)**[62] :Apresentaram um relato de caso que mostra a colocação de um implante na região anterior superior utilizando a técnica do escudo de encaixe. As desvantagens destas técnicas são a perda de alguma altura do rebordo e a perda do contorno do rebordo bucal/facial. A técnica do escudo do alvéolo é um novo método em que um segmento vestibular da raiz é retido como escudo, o que ajuda a reter o ligamento periodontal no aspeto bucofacial. O implante é colocado (colocação imediata) lingualmente a este escudo. Isto ajuda a manter a altura do rebordo alveolar e o contorno bucofacial, proporcionando assim uma estética superior.

- **Dary HA, Hadidi AA (2015)**[87] : Este foi um relato de caso em que uma trefina óssea foi utilizada para remover a raiz remanescente do dente número 24, deixando uma secção arredondada organizada do local de extração palatina/lingual com uma forma interna semi-lunar do aspeto vestibular da raiz que irá receber um implante. Os resultados após a colocação da prótese sobre implantes revelaram um perfil de emergência inalterado. A tomografia computorizada de feixe cónico (CBCT) pré-operatória mostrou que não havia sinais de infeção e que a placa vestibular estava intacta. A TCFC pós-operatória mostrou os mesmos resultados inalterados. Concluíram que o Socket shield representa uma técnica promissora para preservar a tábua óssea vestibular, permitindo a colocação imediata do implante. Isto ajuda a alcançar um resultado estético final que pode imitar o perfil de emergência natural da dentição vizinha.

- **MitsiasM,Siormpas K, Kontsiotou-SiormpaE, Garber D, Prasad H, Kotsakis G (2015)**[13] : O objetivo deste estudo foi apresentar em pormenor os passos clínicos da técnica da membrana radicular. Esta técnica combina os benefícios da submersão radicular convencional através da manutenção intencional de um fragmento de raiz para preservação do rebordo com os da colocação imediata de implantes para reabilitação funcional do local tratado. Concluíram que a aplicação clínica da técnica da membrana radicular não só permitiu a colocação imediata num local com placa vestibular comprometida, como também facilitou uma excelente estabilidade clínica dos contornos dos tecidos moles durante os 3 anos de acompanhamento.

- **Chen CL , Pan YH (2017)**[89] : Este artigo descreveu um relato de caso de um paciente cujo rebordo alveolar de um dente com falha foi preservado pela "técnica de proteção do alvéolo" e colocação imediata de implantes. Concluíram que a aplicação da técnica de proteção do alvéolo combinada com a colocação imediata de implantes para substituir um dente com falha manteve a forma do rebordo. A prótese suportada por implantes funcionou bem e observou-se a existência de tecido mole peri-implantar saudável.

- **Durrani F, Yadav DS, Galohda A, Borang PO, Rahman F (2017)**[90] : Trata-se de uma apresentação de um caso clínico que descreve a substituição imediata de um dente por um implante, preservando a raiz vestibular na região anterior do maxilar, com um acompanhamento de 2 anos. O resultado após 2 anos de avaliação foi promissor com alterações insignificantes nos tecidos duros e moles. O estudo previu resultados encorajadores para a substituição imediata de dentes irremediáveis na maxila anterior sem a utilização de materiais de aumento.

- **Roe P, Kan J, Rungcharassaeng (2017)**[91] : Este relato de caso descreveu uma abordagem cirúrgica concebida para facilitar a preparação do fragmento da raiz facial. Concluíram que a capacidade de manter o nível e a topografia dos tecidos moles peri-implantares faciais após IIPP (procedimentos de colocação e provisionalização imediata de implantes) é essencial para o resultado estético global e o relato de caso demonstrou os benefícios do procedimento SST com IIPP para manter a arquitetura óssea e gengival.

- **Petsch M, Spies B, Kohal RJ (2017)**[92] : Este foi um caso de seguimento de 24 meses de um paciente de 47 anos com um incisivo maxilar que falhou e que foi substituído por um implante unitário imediatamente colocado em conjunto com a técnica de proteção do alvéolo.

- **Dary H, Droub L (2018)**[93] : Este relato de caso teve como objetivo ilustrar as possíveis vantagens da aplicação da técnica socket-shield para preservar os tecidos vestibulares peri-implantares no local do molar e a sua estabilidade após 1 ano. Concluíram que a técnica socket-shield pode proporcionar uma forma de compensar as alterações pós-extração do rebordo alveolar, melhorando assim os resultados estéticos e funcionais globais.

- **Esteve-Pardo G, Esteve-Colomin L (2018)**[94] : Este foi um relato de caso de reabilitação dos dentes frontais superiores em que a colocação imediata de implantes na área estética foi realizada usando o SST. Concluíram que a SST não tem atualmente evidência clínica suficiente para ser recomendada como uma opção de rotina. Se os requisitos clínicos adequados forem cumpridos e o manuseamento técnico do operador for apropriado, a SST pode minimizar a reabsorção dos tecidos vestibulares após a extração do dente. Em casos selecionados, a colocação imediata de implantes com o SST parece ser uma ferramenta útil para a substituição dos dentes perdidos, especialmente na área estética.

- **Kumar PR, Kher U (2018)**[64] : Este foi um relato de caso que apresentou o tratamento de um incisivo central direito fracturado com colocação de implante, tendo sido escolhido o SST como tratamento de eleição. A SST está a ganhar popularidade entre os clínicos de todo o mundo. Concluíram que a técnica é muito promissora para a preservação de tecidos duros e moles em casos de colocação imediata de implantes após a extração.

- **Dayakar MM, Waheed A, Bhat HS, Gurpur PP (2018)**[96] : Este foi o relato de um caso de um paciente do sexo masculino, de 40 anos de idade, com um incisivo lateral esquerdo maxilar grosseiramente deteriorado, indicado para extração e substituído por um implante imediato, tendo sido concebida a técnica Socket-shield para a colocação do implante, a fim de proteger o osso bucal e obter a forma estética adequada. Os autores concluíram que a colocação imediata de implantes com a técnica socket-shield revela uma preservação bem sucedida do tecido pós-extração e do osso vestibular fino, com uma restauração bem sucedida do implante. A técnica de proteção do alvéolo mostra um resultado promissor na preservação do alvéolo pós-extração e tem um valor significativo na medicina dentária estética e de implantes.

- **SchwimerC, Gluckman H, Salama M, Nagy K, Toit J (2018)**[97] : Este relato de caso descreveu passo a passo a técnica do protetor de alvéolos molares. Concluíram que o SST como terapia de extração parcial pode ajudar a manter o rebordo alveolar em locais de implantes molares imediatos.

- **Mattar A (2018)**[98] : Este foi um relato de caso que utilizou a técnica de proteção de alvéolos com colocação imediata de implantes para preservar o osso bucal fino. Concluíram que a técnica de proteção do alvéolo fornece uma solução futura para evitar o colapso do osso bucal fino com implantação imediata.

- **Nayyar A (2019)**[96] : Este relato de caso apresentou a utilização bem-sucedida da técnica de proteção do alvéolo com implantes de superfície lisa utilizando o envolvimento da cortical nasal. Relataram que, ao fim de 6 meses, o paciente não relatou qualquer desconforto e ficou satisfeito com o resultado estético de todo o procedimento.

- **Saravanan V, Ravishankar PL, Malakar M, Karkala SR, Vijayan V (2019)**[99]

: Este foi um relato de caso usando uma nova abordagem na preservação da crista do alvéolo, que é a técnica de proteção do alvéolo (retenção parcial da raiz). Eles concluíram que a SST não tem atualmente evidências clínicas suficientes para ser recomendada como uma opção de rotina. Parece que, se os requisitos clínicos adequados forem cumpridos e o manuseamento técnico do operador for apropriado, a SST pode minimizar a reabsorção dos tecidos vestibulares após a extração do dente. Em casos selecionados, a colocação imediata de implantes com o SST parece ser uma ferramenta útil para a substituição dos dentes perdidos, especialmente na área estética.

- **Siormpas K, Mitsias M, Kontsiotou-Siormpa E, Garber D, Kotsakis G** (2014)[13] : O objetivo deste estudo foi avaliar clinicamente a colocação imediata de implantes com a retenção intencional simultânea do aspeto vestibular da raiz e apresentar dados longitudinais sobre a sobrevivência dos implantes colocados com a utilização desta nova técnica. Foi realizada uma série de casos retrospectivos de implantes colocados com a técnica da membrana radicular na região anterior do maxilar de pacientes adultos. Concluíram que a retenção intencional do aspeto vestibular da raiz com o seu aparelho periodontal durante a colocação imediata do implante pode levar a uma osseointegração previsível e sustentável dos implantes colocados na região anterior do maxilar de adultos saudáveis.

- **Barbosa F, Carmona D, Fal V, Alsina F, Gluckman H, Salama MA** (2015)[100] : O objetivo deste estudo foi quantificar a variação dos tecidos moles após a colocação de implantes imediatos e provisionalização imediata com próteses CAD/CAM utilizando a técnica Socket Shield através de tecnologia digital (scanner intra-oral sobre os 0,7 mm em 98% do volume total medido). Concluíram que os implantes imediatos colocados com a técnica socket shield imediatamente restaurados registaram uma variação volumétrica inferior à relatada na literatura para implantes imediatos imediatamente restaurados utilizando o protocolo clássico

- **BäumerD, Zuhr O, Rebele S, Hürzeler M (2017)**[61] : O objetivo deste estudo foi obter mais informações sobre a segurança da técnica de proteção de alvéolos no que diz respeito a complicações biológicas e relacionadas com implantes a longo prazo e observar o aspeto clínico dos tecidos peri-implantares. Outro objetivo era avaliar as alterações volumétricas dos contornos faciais afectados a longo prazo e os resultados estéticos. Concluíram que a análise volumétrica mostrou um baixo grau de alterações de contorno desde a extração e colocação do implante até ao acompanhamento. A recessão da mucosa na restauração do implante foi comparável à dos dentes vizinhos. A técnica de proteção do alvéolo oferece uma menor invasividade no momento da cirurgia e resultados estéticos elevados com uma preservação eficaz dos contornos dos tecidos faciais.

- **Gluckman H, Salama M, Toit J (2017)**[101] : Estes autores relataram uma série de 128 casos de socket shield, acompanhando os implantes restaurados em conjunto com esta técnica de preservação de tecidos, avaliando o desempenho clínico em 1-4 anos, incluindo todas as complicações e a forma como foram geridas. Esta série de casos demonstrou que o socket-shield tem um desempenho competitivo quando comparado com as taxas de sobrevivência dos implantes, tanto na colocação de implantes convencionais imediatos como retardados.

- **Hinze M, Janousch R, Goldhahn S, Schlee M (2018)**[102] : O objetivo deste estudo de coorte prospetivo foi demonstrar que a implantação imediata e a provisionalização em combinação com o SST resultarão na estabilidade do volume da mucosa. Concluíram que a preservação de um segmento de raiz vestibular em conjunto com a colocação imediata de implantes e a provisionalização pode minimizar as alterações do contorno bucal após a extração dentária a curto prazo.

- **Nguyen V, Flanagan D, Syrbu J, Nguyen T (2020)[103]** : Esta foi uma série de casos em que os autores relataram três casos de técnica de proteção de alvéolos utilizada em conjunto com a colocação imediata de implantes num maxilar anterior. Os pacientes foram seguidos durante um período de 2 a 6 anos, tendo sido documentada a evolução dos tecidos moles e duros que rodeavam os implantes. Concluíram que a técnica de proteção do alvéolo não produz praticamente nenhuma alteração nas dimensões dos tecidos moles e duros, com intervenções cirúrgicas invasivas relativamente mínimas e um tempo de tratamento mais curto

- **Gharpure A, Bhatavadekar N (2017)[104]** : O objetivo desta revisão sistemática foi avaliar a literatura disponível sobre a técnica socket-shield e pesar a sua plausibilidade biológica e prognóstico clínico a longo prazo. Foi realizada uma pesquisa sistemática no PubMed-Medline, Embase, Web of Knowledge, Google Scholar e Cochrane Central para estudos clínicos/animais de janeiro de 1970 a abril de 2017. Vinte e três estudos foram avaliados: 1 estudo clínico de caso-controlo, 4 relatórios histológicos de animais, 1 resumo clínico e 17 relatórios de casos. Concluíram que, depois de analisar a literatura disponível, as provas gerais de apoio à técnica de proteção de alvéolos parecem atualmente limitadas. A evidência histológica indica uma perda óssea rápida, falha na osteointegração, formação de cemento e tecido fibroso PDL ou semelhante a PDL nas superfícies dos implantes na proximidade do escudo, enfraquecendo a plausibilidade biológica desta técnica. Os relatos de casos com um curto período de acompanhamento foram insuficientes para um prognóstico clínico a longo prazo desta técnica de proteção do alvéolo.

REFERÊNCIAS

1. Tan Z, Kang J, Liu W H. O efeito das alturas e espessuras dos segmentos radiculares remanescentes na reabsorção óssea vestibular na técnica socket-shield; um estudo experimental em cães. *Clin Implant Dent Relat Res2018*;1-8.
2. Araújo MG, Sukekava F, Wennström JL, Lindhe J. Alterações da crista após a colocação de implantes em alvéolos de extração recentes: um estudo experimental no cão. *J. Clin. Periodontal*. 2005;32:645-652.
3. Wadhwani P, Goel S, Tiwari S, Syed S, Paul T, Komal A. Técnica do escudo de soquete. Um novo conceito de preservação do rebordo. *Asian J Oral Hlth Allied Sc* 2015;5(2):55-58.
4. Wong M. G., Silva C. O., Misawa M. N., SukekavaF. Cicatrização do alvéolo: O que podemos aprender? *Periodontol 2000*. 2015;68:122- 134.
5. Wong KM, Chneh CM, Ang CW. Técnica de submersão radicular modificada para restaurações anteriores maxilares suportadas por implantes múltiplos num paciente com biótipo gengival fino: um relatório clínico. *J Prosthet Dent*. 2012;6:349-52.
6. Sharma A, Oberoi S, Saxena S. Submergência de raízes vitais para a preservação do rebordo residual: um estudo clínico. *Oral Health Prev Dent*. 2012;10: 259-65.
7. Zhang Z, Dong Y, Yang J, Xu R, Deng F. Efeito da técnica socket-shield nos tecidos moles e duros do rebordo alveolar em cães. *J Clin Periodontol*. 2019;46(2):256- 263.
8. Sheikh Z, Hamdan N, Glogauer M. Terapia de extração parcial: Uma Abordagem para Preservar a Placa Bucal. *Grupo de saúde oral semanalmente*. 2019.
9. Botticelli D, Persson LG, Lindhe J, Berglundh T. Formação de tecido ósseo adjacente a implantes colocados em alvéolos de extração recentes: um estudo experimental em cães. *Clin Oral Implants Res*. 2006;17(4):351-358.
10. Hürzeler MB, Zuhr O, Schupbach P, Rebele SF, Emman ouilidis N, Fickl S. A técnica de proteção de alvéolos: um relatório de prova de princípio. *J Clin Periodontol2010*;37:855-862.

11. Malmgre B., Cvek M., Lundberg M., Frykholm A. Tratamento cirúrgico de

incisivos reimplantados anquilosados e infraposicionados em adolescentes. *Eur. J. Oral Sci.*1984;92(5):391-399.

12. Davarpanah M, Szmukler-Moncler S. Tratamento não convencional com implantes: I. Colocação de implantes em contacto com fragmentos de raízes anquilosadas. Uma série de cinco relatos de casos. *Clin Oral Implants Res.* 2009;20(8):851-856.
13. Siormpas K, Mitsias M, Siormp E, Garber D, Kotsakis G. Colocação imediata de implantes na zona estética utilizando a técnica Root-membrane: resultados clínicos até 5 anos após a carga. *Int J Oral Maxillofac Implants* 2014; 29:1397-1405.
14. Mourya A, Mishra SK, Gaddale R, Chowdhary R. Técnica de proteção de soquete para colocação de implantes para estabilizar a arquitetura gengival e óssea facial: Uma revisão sistemática. J Investig Clin Dent. 2019 Nov;10(4):e12449.
15. Hassell TM. Tecidos e células do periodonto.*Periodontol 2000.* 1993;3:9-38.
16. Cochran DL. Inflamação e perda óssea na doença periodontal. *J.Periodontol.* 2008;79: 1569-1576.
17. Bamusa B, Al ahmari A, Binjubair M, Badahdah O, Bakhadher W. Buccal alveolar bone thickness: Uma revisão de estudos. *Med. Med. Sci.* 2019;7(3):18-23
18. AL-Hezaimi K, Levi p, Rudy R, AL-Jandan B, AL-Rasheed A. Uma classificação de alvéolos de extração desenvolvida através da análise do tipo de osso e do fornecimento de sangue ao osso bucal em macacos. *Int. J. Periodontics Restorative Dent.* 2011;31: 421-427.
19. AL-Shabeeb MS, AL-askar M, AL-Rasheed A, Babay N, Javed F, Wang HL, AL-Hezaimi K. Remodelação do osso alveolar em redor de implantes imediatos colocados de acordo com a classificação do alvéolo de extração: uma análise de tomografia microcomputada tridimensional. *J. Periodontol.* 2012;83: 981-987.
20. Schroeder H.E. Development, Structure, and Function of Periodontal Tissues.In: The Periodontium. *Manual de Anatomia Microscópica.* 1986;5(5).Springer, Berlin, Heidelberg.
21. Allegrini S, JR, Koening B, JR, Allegrini MR, Yoshimoto M, Gedrange T, Fanghaenel J, Lipski M. Preservação dos alvéolos do rebordo alveolar com enxerto ósseo - Revisão. *Ann. Acad. Med. Stetin.*2018;54:70-81.

22. Schropp L, Wenzel A, Kostopoulos L, Karring T. Cicatrização óssea e alterações do contorno dos tecidos moles após extração de um único dente: um estudo prospetivo clínico e radiográfico de 12 meses. *Int J Periodontics Restorative* Dent. 2003;23(4):313-323.

23. Cardaropoli G, Araujo M, Hayacibara R, Sukekava F, Lindhe J . Cicatrização de alvéolos de extração e defeitos produzidos cirurgicamente - aumentados e não aumentados - no rebordo alveolar. Um estudo experimental no cão. *J. Clin. Periodontol.* 2005;32:435-440.

24. Cardaropoli G, Araújo M, Lindhe J. Dinâmica da formação de tecido ósseo em locais de extração dentária. Um estudo experimental em cães. *J Clin Periodontol.* 2003;30(9):809-818.

25. Ferrus J, Cecchinato D, Pjetursson EB, Lang NP, Sanz m, Lindhe J. Factores que influenciam as alterações do rebordo após a colocação imediata de implantes em alvéolos de extração. *Clin. Oral Implants Res.* 2010;21:22-29.

26. Irinakis T. Rationale for socket preservation after extraction of a single-rooted tooth when planning for future implant placement. *J Can Dent Assoc.* 2006;72(10):917-922.

27. Chen ST, Buser D. Resultados clínicos e estéticos de implantes colocados em locais pós-extração. *Int. J. Oral Maxillofac. Implants.* 2009;24:186-217.

28. Denissen HW, Kalk W, Veldhuis HA, VAN Waas MA (1993). Considerações anatómicas para a implantação preventiva. Int. J. Oral Maxillofac Implants. 8: 191-6

29. Watzek G, Haider R, Mensdorff-Pouilly N, Haas R. Implantação imediata e tardia para a restauração completa do maxilar após a extração de todos os dentes residuais: um estudo retrospetivo que compara diferentes tipos de implantes imediatos em série. *Int J Oral Maxillofac Implants.* 1995;10(5):561-567.

30. Hammerle C, Chen S, Wilson T. Declarações de consenso e procedimentos clínicos recomendados relativamente à colocação de implantes em alvéolos de extração. *Int J Oral Maxillofac Implants.* 2004;19:26-28.

31. Chen ST, Darby IB, Reynolds EC. Um estudo clínico prospetivo de implantes imediatos não submersos: resultados clínicos e resultados estéticos. *Clin Oral Implants Res.* 2007;18(5):552-562.

32. Pagni, G., Pellegrini, G., Giannobile, W. V., &Rasperini, G. Preservação do rebordo alveolar pós-extração: Bases Biológicas e Tratamentos. *Int. J. Dent.* 2012:1-13.

33. Bittner N, Schulze-Späte U, Silva C, Da Silva JD, Kim DM, Tarnow D, Gil MS, Ishikawa-Nagai S. Alterações da dimensão do rebordo alveolar e da recessão gengival associadas à posição do implante e ao fenótipo do tecido com a colocação imediata de implantes: um ensaio clínico controlado e aleatório. *IntJOral Implantol (Berl).* 2019;12(4):469-480.

34. Gluckman H, Du Toit J, e S. M. Regeneração óssea guiada de uma complicação de fenestração na colocação de implantes em simultâneo com a técnica socket-shield. *Int J.* 2015;5(4):58-64.

35. Singh V, Uppoor A, Nayak D, Shah D. Dilema do triângulo negro e sua gestão em odontologia estética. *J Dent Res.* 2013;10:296-301.

36. Kohl JT, Zander HA. Morfologia dos tecidos gengivais interdentários. *Oral Surg Oral Med Oral Pathol Oral RadiolEndod*.1961;60:287-295.

37. Holmes CH.Morfologia das papilas interdentais. *JPeriodontol.*1965;36:21–26.

38. Bronstein D, Garashi M, Klein A, Suzuki J. Técnicas de preservação do rebordo alveolar e do alvéolo para terapia com implantes. *Dimens. Dent. Hyg.* 2018;10:42-46.

39. Avila-Ortiz, G., et al. Effect of alveolar ridge preservation after tooth extraction: a systematic review and meta-analysis. *Journal of Dental Research.* 2014; 93(10): 950-958.

40. Gher M. E., Quintero G., Assad D., Monaco E., Richardson A. C.Bone Grafting and Guided Bone Regeneration for Immediate Dental Implants in Humans. *J. Periodontol.*.1994;65(9):881–891.

41. Ebenezer V, Balakrishnan K, Asir RV, Sragunar B. Colocação imediata de implantes endósseos nas cavidades de extração. *J Pharm Bioall Sci.* 2015;7:234-237.

42. Schwartz-Arad, D., Gulayev, N., &Chaushu, G. Implantação imediata versus não imediata para reconstrução fixa de arcada completa após extração de todos os dentes residuais: Um estudo comparativo retrospetivo. *J. Periodontol.*

2000;71(6):923-928.

43. Becker W., Becker B. E., Israelson H., Lucchini J. P., Handelsman M., Ammons W., Rosenberg E., Rose, L., Tucker L. M.,Lekholm U. One-step surgical placement of Branemark implants: a prospective multicenter clinical study. Jornal Internacional de Implantes Orais e Maxilofaciais. 1997;12:454-462.

44. Lazzara, R. J. Colocação imediata de implantes em locais de extração: vantagens cirúrgicas e de restauração. O Jornal Internacional de Periodontia e Dentisteria Restauradora. 1989;9:332-343.

45. Werbitt M. J., Goldberg P. V. O implante imediato: preservação e regeneração óssea. *Int J Periodontics Restorative Dent*. 1992;12:206-217.

46. Polizzi G., Grunder U., Goene R., Hatano N., Henry P., Jackson W. J., Kawamura K., Renouard F., Rosenberg R., Triplett G., Werbitt M., Lithner B. Immediate and delayed implant placement into extraction sockets: a 5-year report. *Implantologia Clínica e Investigação Relacionada*. 2000;2:93-99.

47. Gomes A., Lozada J. L., Caplanis N., Kleinman, A. Carga imediata de um implante unitário com forma de raiz roscada revestido a hidroxiapatite: um relatório clínico. *J Oral Implantol.* 1998;24:159-166.

48. Ericsson I., Nilson H., Lindh T., Nilner K., Randow K. Carga funcional imediata de implantes dentários unitários Branemark. Um estudo piloto de acompanhamento clínico de 18 meses. Clin. *Oral Implants* Res. 2000;11:26-33.

49. Ortega-Martínez J, Pérez-Pascual T, Mareque-Bueno S, Hernández-Alfaro F, FerrésPadró E. Immediate implants following tooth extraction. a systematic review. *Med Oral Patol Oral Cir Bucal.*2012;17(2):251-261.

50. Chen ST, Wilson TG Jr, Hämmerle CH. Colocação imediata ou precoce de implantes após extração dentária: revisão da base biológica, procedimentos clínicos e resultados. *Int J Oral Maxillofac Implants*. 2004;19:12-25.

51. Tunkiwala B, Tunkiwala A. Momento de colocação de implantes na zona anterior: Uma perspetiva clínica. *Jornal Internacional de Implantologia Oral e Investigação Clínica*. 2011;2(3):176-180.

52. Actas da 3ª conferência de consenso da ITI: *Int J Oral Maxillofac Implants* Special Supplement 2004:19.

53. Funato A, Salama MA, Ishikawa T, Garber DA, Salama H. Temporização,

posicionamento e faseamento sequencial na terapia de implantes estéticos: uma perspetiva tetradimensional. *Int J Periodontics Restorative Dent*. 2007;27(4):313-323.

54. GarberD,FunatoA,SalamaM, IshikawaT,SalamaH.Posicionamento temporal e faseamento sequencial na terapia estética com implantes: uma perspetiva tetradimensional. *Int J Periodontics and Restorative Dent* 2007;27:313-323
55. GluckmanH.,Salama M.,DuToit J. Terapias de extração parcial (PET) Parte 1: Manutenção do contorno do rebordo alveolar em locais de implante pôntico e imediato.Int J Periodontics Restorative Dent. *2016;681-687.*
56. Salama M, Ishikawa T, Salama H, Funato A, Garber D. Vantagens da técnica de submersão da raiz para o desenvolvimento do local do pôntico na terapia de implantes estéticos. *Int J Periodontics Restorative Dent.* 2007;27(6):521-527.
57. Lin G.H., Chan H.L., Wang H.L. Efeitos das intervenções cirúrgicas e restaurativas atualmente disponíveis na redução da recessão da mucosa facial média de implantes unitários colocados imediatamente: uma revisão sistemática. *J. Periodontol.* 2014;85:92-102.
58. Bäumer D, Zuhr O, Rebele S, Hürzeler M. Técnica de proteção da cavidade para colocação imediata de implantes - dados clínicos, radiográficos e volumétricos após 5 anos. *Clin Oral Implants Res* 2017;28(11):1450-1458.
59. Mahajan T,Massey N, Bajwa W, Sinha A, Banerjea A, Tandon P. Técnica SocketShield.*Indian Dental Journal* 2015;7;31-34
60. Dash S, Mohapatra A, Srivastava G, Choudhury GK, Sahoo PK. Retenção e recuperação da estética na região maxilar anterior utilizando a técnica do escudo de encaixe. *Contemp Clin Dent* 2020;11:158-61.
61. Kumar PR, Kher U. Proteção do alvéolo: Procedimento, relato de caso e classificação. *J Indian Soc Periodontol2018*;22:266-272.
62. Jayakumar Sunandhakumari V, Vidhyadharan A.K., Murali N.; Alim A., Anand P J S., Sadanandan Shankar K. Root Membrane Technique-An Insight. *Preprints* 2020, 2020030047.
63. Kan JY, Rungcharassaeng K. Proteção do alvéolo proximal para preservação da papila inter-implantar na zona estética. *Int J Periodontics Restorative Dent.* 2013;33(1):24-31.

64. Mitsias M, Siormpas K, Siormpa EK, Garber D. Uma descrição passo-a-passo da preservação do rebordo mediada por PDL para a reabilitação imediata de implantes na região estética. *Int J Periodontics Restorative Dent.*2015;35:853-841.

65. Gluckman H, Salama M, Du Toit J. Terapias de Extração Parcial (PET) Parte 2: Procedimentos e Aspectos Técnicos. *Int J Periodontics Restorative Dent.* 2017;37(3):377-385.

66. Han CH, Park KB, Mangano FG. A técnica de escudo de soquete modificado. *J Craniofac Surg*. 2018;29(8):2247-2254.

67. Henry, P., &Liddelow, G. Immediate loading of dental implants (Carga imediata de implantes dentários*). Aust. Dent.J.*.2008;5(1):69–81.

68. Almas K, Javed F, Smith S. Glossário de Implantologia Dentária. John Wiley & Sons, Inc.;2018.

69. *Esposito M, Grusovin MG, Maghaireh H, Worthington HV.* Intervenções para substituição de dentes perdidos: diferentes tempos de carga de implantes dentários. *Cochrane Database Syst Rev.* 2013 Mar 28;2013(3):CD003878.

70. Tettamanti, L. *Implantes de carga imediata: revisão dos aspetos críticos. Oral Implantol.*2017;10(2),129.

71. Barakat, D., Hassan, R., Eldibany, R. Avaliação da técnica de proteção de alvéolos para implantação imediata. *Alex Dent J.* 2017;42(2):155-161.

72. Fattouh, Hesham. Técnica de proteção de soquete versus técnica de regeneração óssea guiada para preservação do rebordo com colocação imediata de implantes na zona estética. *Jornal dentário egípcio.* 2018;64:2047-2055.

73. Walid Maher, Alkhodary Mohamed. Proteção do alvéolo e vidro bioativo em torno de implantes dentários imediatos na maxila anterior. *Jornal dentário egípcio*. 2019;65:1535-1548.

74. Tiwari S, Bedi RS, Wadhwani P, Aurora JK, Chauhan H. Comparação da colocação imediata de implantes após extração com e sem a técnica de proteção da cavidade na região estética. *J Maxillofac Oral Surg*. 2020;19(4):552- 560

75. Avaliação do implante imediato com técnica de proteção de alvéolos na zona estética. *Al-Azhar Journal of Dental Science*, 2019; 22(2): 123-129

76. Sun C, Zhao J, Liu Z, Tan L, Huang Y, Zhao L, Tao H. Comparação entre a

técnica de implantação imediata sem retalho convencional e a técnica de proteção de alvéolos para resultados estéticos e clínicos: Um estudo clínico randomizado. *Clin Oral Implants Res*. 2020;31(2):181-191.

77. Abd-Elrahman A, Shaheen M, Askar N, Atef M. Técnica de proteção da cavidade vs colocação de implante imediato convencional com temporização imediata. Ensaio clínico aleatório. *Clin Implant Dent Relat Res*. 2020; 22:602- 611.

78. Mathew L, Manjunath N, NP Anagha, Ashok A. Avaliação comparativa de Socket Sield e colocação imediata de implantes. *Jornal Internacional de Ciência e Investigação Inovadora*.2020;5(4):1364-1369.

79. Calvo-Guirado JL, Benítez-García JA, Maté Sánchez de Val JE, Pérez-Albacete Martínez C, Gehrke SA, Delgado-Ruiz R, Moses O. Socket-shield technique: the influence of the length of the remaining buccal segment of healthy tooth structure on peri-implant bone and socket preservation. Um estudo em cães. *Ann Anat*. 2019;221:84-92.

80. Cardaropoli D, Gaveglio L, Gherlone E, Cardaropoli G. Alterações do contorno dos tecidos moles em implantes imediatos: um estudo clínico controlado e aleatório. *Int J Periodontics Restorative Dent*. 2014;34(5):631-637.

81. Slagter KW, Meijer HJA, Bakker NA, Vissink A, Raghoebar GM. Viabilidade da colocação imediata de implantes unitários na zona estética: um ensaio controlado aleatório de 1 ano. *J Clin Periodontol*. 2015;42(8):773-782.

82. Bramanti E, Norcia A, Cicciù M, Matacena G, Cervino G, Troiano G, Zhurakivska K, Laino L. Implante dentário pós-extração na zona estética, técnica de proteção de soquete versus protocolo convencional. *J Craniofac Surg*. 2018;29(4):1037-1041.

83. Schropp L, Isidor F, Kostopoulos L, Wenzel A. Níveis da papila interproximal após a colocação precoce versus tardia de implantes unitários: um ensaio clínico controlado. *Int J Oral Maxillofac Implants*. 2005;20(5):753-761.

84. Al Dary, Haseeb &Hadidi, Abeer. A técnica do escudo de soquete usando trefina óssea: Um relato de caso. *Int J Dentistry Oral Sci*. 2015:1-5 PourR,ZuhrO,HürzelerM,PrandtnerO,RafaelC,EdelhoffD,Libermann

A. Benefícios clínicos da técnica de proteção imediata do soquete do implante. *J EsthetRestor Dent* 2017;29(1):93-101.

85. Chen, C. L., Pan, Y. H. Técnica de proteção de soquetes para preservação do

rebordo: relato de um caso. *Int J Prosthodont*. 2013;2(2):16-21.

86. DurraniF,YadavD,GalohdaA,BorangP,RahmanF.Alterações dimensionais no periodonto com substituição imediata do dente pela técnica de escudo de soquete: Acompanhamento de dois anos. *Int J Oral Implantol Clin Res* 2017;8(1):17-21.

87. Roe P, Kan JYK, Rungcharassaeng K. Preparação de raiz residual para procedimentos de proteção de alvéolos: uma abordagem de janela facial. *Int J Esthet Dent.*2017;12(3):324-335.

88. Petsch M, Spies B, Kohal RJ. Técnica de proteção de soquete para colocação de implantes na zona estética: Um relato de caso. *Int J Periodontics Restorative Dent* 2017;37(6);852-860.

89. Dary H, Droubi L. Acompanhamento de um ano do escudo de soquete em um local molar. *Int J Med Oral Res* 2018;3(2):25-31.

90. Esteve-PardoG.,Esteve-ColominaL.Aplicação Clínica do Conceito de Escudo de Bases em Dentes Múltiplos Anteriores. *Case Rep Dent.* 2018,1-7.

91. Aslan S. Melhoria da estabilidade do volume e do contorno com uma preparação de proteção fina do alvéolo na colocação imediata de implantes e provisionalização na zona estética. *Int J Esthet Dent*. 2018;13(2):172-183

92. Dayakar MM, Waheed A, Bhat HS, Gurpur PP. A técnica de proteção do encaixe e a colocação imediata do implante. *J Indian Soc Periodontol2018*;22:451-455.

93. Schwimer CW, Gluckman H, Salama M, Nagy K, Du Toit J. A técnica socket-shield em sítios molares: Um relatório de técnica de prova de princípio. *J ProsthetDent.* 2019;121(2):229-233.

94. Abdullah Abdou Mattar. Técnica de proteção da cavidade com colocação imediata de implantes para preservar o osso bucal fino: Relato de um caso. *Int J Dent & Oral Heal.* 2018;4(8):117-122

95. Nayyar A. Técnica de proteção da cavidade, uma nova abordagem para a reabilitação estética de cumes alveolares anteriores maxilares edêntulos: Um ficheiro de caso especial. *Prac Clin Invest*;2(1):9-14.

96. Schwimer CW, Gluckman H, Salama M, Nagy K, Du Toit J. A técnica socket-shield em sítios molares: Um relatório de técnica de prova de princípio. *J Prosthet Dent.* 2019;121(2):229-233.

97. Abdullah Abdou Mattar. Técnica de proteção da cavidade com colocação imediata

de implantes para preservar o osso bucal fino: Relato de um caso. *Int J Dent & Oral Heal.* 2018;4(8):117-122

98. Saravanan V, Ravishankar PL, Malakar M, Karkala SR, Vijayan V. Técnica de soquete-escudo de dentes anteriores mandibulares: Um relato de caso. *J Pharm Bioall Sci* 2019;11:495-498.

99. Barbosa F, Carmona D, Fal V, Alsina, Gluckman H, Salama M. Uma nova abordagem para uma avaliação da variação volumétrica após implantes imediatos utilizando a técnica Socket Shield. Relato de uma série de casos. Conferência: Europerio 2015.At: Londres Volume: 42, Edição S17.

100. Gluckman H., Salama M., Du Toit J. Uma avaliação retrospetiva de 128 casos de proteção de alvéolos na zona estética e locais posteriores: Terapia de extração parcial com até 4 anos de acompanhamento. *Clin Implant Dent Relat Res.*2017;20(2), 122- 129.

101. Hinze M, Janousch R, Goldhahn S, Schlee M. Alterações volumétricas em torno de implantes unitários utilizando a técnica socket-shield: resultados preliminares de uma série de casos prospectivos. *Int J Esthet Dent.*2018;13(2):146-170.

102. Nguyen VG, Flanagan D, Syrbu J, Nguyen TT. Técnica de proteção da cavidade utilizada em conjunto com a colocação imediata de implantes na maxila anterior: uma série de casos. *Clin Adv Periodontics.* 2020;10(2):64-68.

103. Gharpure A S, Bhatavadekar N B. Evidências actuais sobre a técnica Socket-Shield: Uma revisão sistemática. *J Oral Implantol* 2017;43(5);395-403.

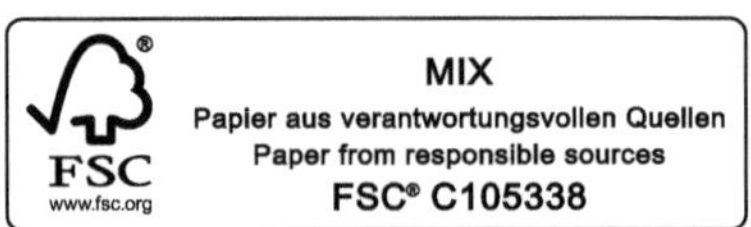

Printed by Books on Demand GmbH, Norderstedt / Germany